Dr. Dörten Wolff

W0416254

Nahrung statt Medizin
Die Impuls-Therapie

gesund werden
abnehmen
sich wohlfühlen

Inhalt

Vorwort

In diesem Buch soll das Geheimnis gelüftet werden, wie Nahrungsmittel direkt auf unser seelisches Befinden und auf alle Köperfunktionen wirken.

Bisher ist nur darüber nachgedacht worden, wie man sich gesund ernährt, wieviel Energie und Bausteine in Form von Vitaminen, Mineralien, Kohlenhydraten, Eiweiß und Fetten ein Körper in Ruhe und bei Bewegung benötigt.

Meine langjährigen Forschungsergebnisse liefern messbare Beweise dafür, dass Nahrungsmittel noch eine viel wesentlichere Bedeutung für den Menschen haben. Sie haben über den Geschmacksnerv eine unmittelbare Wirkung auf das Gehirn und auf den Körper.

So wie Töne oder Licht im Körper Schwingungen oder Impulse auslösen, liefern auch Nahrungsmittel über den Geschmackssinn Informationen an den Körper. Das vegetative Nervensystem, bestehend aus zwei Nervenbahnen: Parasympathikus und Sympathikus, leitet Informationen vom Gehirn an den Körper weiter. Man kann es sich wie ein Telefonnetz vorstellen.

Welche Impulse Nahrungsmittel auslösen, lässt sich anhand der Speichelmenge feststellen. So wie die Speichelmenge sich nach dem Verspeisen von Milch oder Brot verändert, verändern sich auch andere Körperfunktionen, so nimmt beispielsweise entsprechend auch die Magensäureproduktion zu.

Ob nun ein Schluck oder ein ganzes Glas Milch getrunken wird, die Speichelmenge, die daraufhin produziert wird, ist die gleiche. Milch löst eine ganz spezifische Kurve aus wie auch Brot, Öl oder andere Nahrungsmittel spezifische Impulskurven erzeugen.

Durch den Speicheltest sind für mich „normale und fehlerhafte" Musterbildungen der Nahrungsmittel-Impulskurven erkennbar geworden. Fehlerhafte Impulskurven zeigen Nahrungsmittelunverträglichkeiten an.

Menschen sind nicht alle gleich. Sie unterscheiden sich nicht nur durch ihre Gene, sondern auch durch ein unterschiedliches vegetatives Nervensystem. Alle streben nach Wohlbefinden und danach, den Körper nicht durch Beschwerden wie beispielsweise Sodbrennen, Migräne, Müdigkeit oder Heuschnupfen zu spüren. Der vegetative Zustand des Körpers ist durch den Speicheltest messbar geworden. Erkennbar geworden sind Nahrungsmittelunverträglichkeiten und Muster für verschiedene Krankheitsbilder.

Erstaunlicherweise sind diese Muster veränderbar und damit auch die Symptome von Störungen und Krankheiten.
Über den Appetit (Nahrungsmittelaufnahmen), über Bewegung, Temperaturveränderung, (Kleidung oder Thermostateinstellung) oder über Veränderung akustischer und optischer Einwirkungen kann Einfluss auf das vegetative System genommen werden. Unsere Sinne sind die Mittler zwischen Außenwelt und Körper.

Dieses Buch enthält die Anleitung zu einer neuen Ernährungsweise – einer Kostform zur Stabilisierung des vegetativen Nervensystems. Es hilft, Ordnung in die Nahrungsmittelaufnahme zu bringen, damit die Körperfunktionen reibungslos ablaufen können und Nahrungsmittel ihre eigentliche Funktion erfüllen können – Energie und Kraft geben.

Kleine Nahrungsmittelmengen reichen aus, den Körper zu beeinflussen. Erfahren Sie, wie eine Krume Brot ein Sättigungsgefühl auslösen kann und wie man grundsätzlich „mit ganz wenig viel erreichen kann"!

In Amerika und wie auch in Teilen Europas werden die Essensportionen immer größer, ein Anzeichen dafür, dass Menschen immer mehr Mengen brauchen, um satt zu werden. Es werden zunehmend mehr Zusatzstoffe benutzt und der Kohlenhydratanteil, auch der einzelnen Kohlenhydratarten in den einzelnen Mahlzeiten, steigt an. Dem muss Einhalt geboten werden, ansonsten werden sämtliche Zivilisationskrankheiten wie Übergewicht, Diabetes und Bluthochdruck weiterhin ständig zunehmen. Die Tendenz in Europa ist ebenfalls ansteigend.

Erreichen Sie Harmonie mit sich selbst - durch gezielte Ernährung!

Eine **neue**
auf die

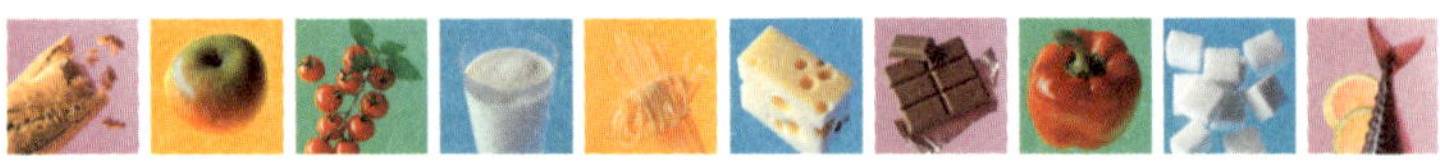

Sicht
Ernährung

Haben Sie schon einmal darüber nachgedacht, warum Sie Appetit bekommen und unbedingt etwas ganz Bestimmtes essen müssen, obwohl Sie doch eigentlich satt sind? Dieses Gefühl kann sich so schnell und stark steigern, dass Sie binnen kürzester Zeit am Kühlschrank landen oder zur Keksdose greifen.

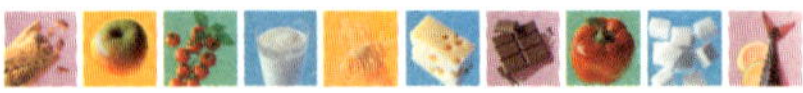

Ihr Verstand sagt Ihnen zwar, dass Sie gar nichts essen wollen - aber die Physiologie Ihres Körpers zwingt Sie, nicht widerstehen zu können.

Dieses Verhalten jedoch hat einen Sinn!

Der Körper möchte sich mit Hilfe eines Nahrungsmittels wieder ins Gleichgewicht bringen. Hat man dem Appetit nachgegeben, tritt ein Gefühl der Zufriedenheit ein, der Gedanke ans Essen ist verschwunden, man kann sich wieder anderen Aktivitäten widmen – der Körper ist wieder im Lot.

Doch wie sieht unser Essverhalten heute eigentlich aus? Essen wir wirklich, wenn wir Hunger haben oder doch eher dann, wenn uns etwas angeboten wird, oder wenn Zeit dafür ist?

Kochen wir noch richtig oder greifen wir zu schnell zu Fertiggerichten? Häufig sättigt unterwegs auch schnell ein Hamburger in der Imbissbude, zum Wachwerden trinken wir zwischendurch einen Kaffee oder eine Coca-Cola. Im Auto werden ein paar Bonbons gelutscht. Auf dem Tisch in der Küche liegt eine Tüte Chips, in die wird kurz hineingegriffen. Zwischendurch kommt der Gedanke an gesunde Ernährung, das Gewissen wird mit ein paar eingeworfenen Vitamintabletten beruhigt. Unter Umständen drücken Kopfschmerzen die Stimmung. Eine Kopfschmerztablette bringt Abhilfe. Abends kommt man gerade noch rechtzeitig zum Abendessen bei Freunden an. Aus der Erschöpfung heraus isst und trinkt man mehr als man eigentlich gewollt hat. Alle Barbecue-Soßen werden durchprobiert.

Ohne es richtig wahrzunehmen, können viele Menschen sich auf diese Weise schnell einige Kilos zuviel anfuttern. Doch eine falsche Ernährung führt nicht nur zur Gewichtszunahme, sie kann auch die Ursache für Schlafstörungen, Unruhezustände, Müdigkeit, Diabetes, Migräne und vieles mehr sein.

Bei der heutigen Lebensweise und den vielfältigen Zusammensetzungen der einzelnen Nahrungsmittel oder den vom Inhalt her nicht einzuschätzenden Fertiggerichten, überfordern wir unser Sinnessystem permanent. Ständig Appetit zu haben bedeutet, dass das vegetative System sich selbst nur schwer wieder ins Gleichgewicht bringen kann.

Das Gehirn speichert Nahrungsmittelwirkungen

Schon in frühester Kindheit werden Nahrungsmittelwirkungen im Gehirn gespeichert. Ein Nahrungsmittel löst einerseits ein emotionales Erlebnis aus, zum Beispiel ein Wohlgefühl nach dem Genuss von Schokolade oder ein entspanntes Gefühl nach einer Wurst.
Nahrungsmittelwirkungen werden in einem Code (Impulskurve) verschlüsselt. Dieser Code beinhaltet die Information, wie der Körper sich auf das ankommende Nahrungsmittel einstellen soll, z.B. wieviel Verdauungssäfte er bereitstellen, oder wie schnell er die Nahrung z.B. vom Magen in den Zwölffingerdarm bewegen soll, etc.

Das macht Sinn, denn sonst wäre das Gehirn den ganzen Tag mit der Erkennung von Nahrungsmitteln beschäftigt. Diese Funktionen laufen dank unserer Evolution automatisch und unbewusst ab.

Kinder greifen automatisch zu den Nahrungsmitteln, die ihren Körper wieder ins Gleichgewicht bringen. Bei manchen sind das immer wieder Mettwurst oder Würstchen – die ja gar nicht so „gesund" sein sollen. Kinder werden in der heutigen Zeit von Nahrungsmittelreizen völlig überfordert: hier ein Keks, da ein Glas Cola, dann ein Eis, ständig wird ein bisschen geknabbert und genascht. Die Fernsehwerbung tut ein Übriges und weckt Appetit auf Schokoriegel oder Kartoffelchips... Das natürliche Appetitverhalten wird überfordert.

Erwachsenen ergeht es nicht anders. Die meisten Menschen verlernen, auf ihre inneren Bedürfnisse zu reagieren – auch auf ihr Bedürfnis nach bestimmten Lebensmitteln. Dabei hätten wir heutzutage die allerbesten Vorraussetzungen, um den Körper problemlos im Gleichgewicht zu halten. Die Menschen der Frühzeit mussten für die Beschaffung ihrer Nahrung erst jagen oder sammeln gehen und sich häufig mit dem begnügen, was sie gerade bekommen konnten. Uns dagegen steht in der Regel ein überreiches Ernährungsangebotangebot zur Verfügung – doch die Menschen haben verlernt, mit den Nahrungsmitteln richtig umzugehen.

Heutzutage gibt es kaum noch naturbelassene Nahrungsmittel oder Gerichte ohne Geschmacksverstärker und Haltbarkeitsstoffe. Hinzu kommt, dass heute viel zu viele Nahrungsgrundstoffe in einem Lebensmittel verarbeitet werden. Dadurch kann sich ein natürliches Appetitverhalten nur schwer entwickeln. Veränderte Nahrungsmittel erzeugen auch veränderte Codes und damit veränderte Reaktionen im Körper. Wundern wir uns dann noch über die Feststellung, dass 50 % der Menschen an Nahrungsmittelunverträglichkeiten leiden – echte Allergien kommen nachweislich nur zu 1 % vor.

Früher gab es als Mittagsgericht Fleisch, Kartoffeln und Gemüse. Heute kommen viele Fertigsoßen dazu und Gemüsegemische mit vielen zusätzlichen Verfeinerungen. Ketchup enthält Zucker, wird fast immer zu Pommes gegessen, ja, fehlt bei fast keinem Essen mehr. Brot wird zusätzlich gereicht und vor allem noch süße Getränke wie Cola oder Limonaden.

Mit den vielen verschiedenen Nahrungsmitteln innerhalb einer Mahlzeit hat das Sinnessystem seine Probleme. Es kann die Bestandteile der Gemische nicht so schnell erkennen, also wird erst einmal alles mit Hilfe des Hormons Insulin in die Fettzellen eingelagert. Dieses führt zu einem generell erhöhten Insulinbedarf. Da braucht man sich gar nicht zu wundern, dass die Häufigkeit an Übergewicht, Herz- und Kreislauferkrankungen und Diabetes so rasant zunehmen.

Mit unserer heutigen Lebensweise überfordern wir unsere Sinnessysteme. Viele verschiedene Nahrungsmittel auf einmal genossen führen zur einer Überforderung des Geschmacksinns.

Die Frage ist, ob wir heutzutage unsere Kinder nicht auch schon auf diese Weise überfordern? Werden Nahrungsmittel im Baby- und Kleinkindalter nicht sorgfältig der Reihe nach kennen gelernt, entstehen keine regelrechten Informationenmuster für das Gehirn, dadurch können Nahrungsmittel ein Leben lang Unverträglichkeitsreaktionen auslösen.

Ein Webfehler, eine falsche Codierung in einer Software des Computers – genau so müssen wir uns die fehlerhaften Nahrungsmittelcodierungen im Gehirn vorstellen.

In diesem Buch erfahren Sie, was man anders und besser machen kann und wie Codierungen noch einmal neu gesetzt werden können. Sie werden den Bedürfnissen Ihres Körpers wieder auf die Spur kommen, indem Sie Ihren Appetit als Lotse kennen lernen, der Ihnen den Weg zu den richtigen Nahrungsmitteln weist. Der richtige Umgang mit Nahrungsmitteln sorgt für ein ausgeglichenes vegetatives Nervensystem und schafft damit ein Gleichgewicht in unserem Organismus.

Dieses Gleichgewicht ist die beste Vorraussetzung für Gesundheit und damit auch für Lebensqualität.

Inneres Gleich

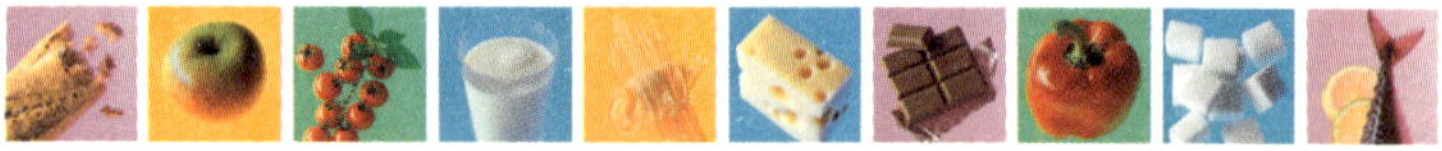

Inneres Gleichgewicht ist das Gefühl, die Körperfunktionen als angenehm zu empfinden, den Körper nicht durch Kopfschmerzen, Sodbrennen, Hautjucken, Herzklopfen, Augentränen, durch ein Völlegefühl oder durch andere Befindlichkeitsstörungen wahrzunehmen.

Fühlen Sie sich im Gleichgewicht, wenn Sie ständig leicht gereizt sind, sich überfordert vorkommen und immer wieder Ängste auftauchen? Fühlen Sie sich im Gleichgewicht, wenn Sie keinen rechten Antrieb haben und einfach nicht den richtigen Schwung finden, weder für Tätigkeiten, die unbedingt erledigt werden

gewicht – was ist das?

müssen, noch dafür, sich mit Freunden zu verabreden oder ins Kino zu gehen?

Wohl kaum! Diese Störungen tauchen auf, wenn Ihr vegetatives Nervensystem nicht im Gleichgewicht ist!

Stoffe, die das vegetative Nervensystem beeinflussen können, sind Medikamente, Giftstoffe, Genussmittel wie Koffein, Nikotin und Alkohol, aber auch Nahrungsmittel!

Wie das innere Gleichgewicht gesteuert wird

Das vegetative Nervensystem wird vom Gehirn gesteuert. Zwei Nervenleitungsbahnen versorgen den Körper mit Informationen: die parasympathische und die sympathische Nervenbahn. Diese beiden Nervenleitungsbahnen sind für die Körperfunktionen zuständig. Das Gehirn wird über sensorische Nervenbahnen ständig mit Informationen gespeist, was in der Außenwelt so passiert. Alles was wir hören, sehen, fühlen, riechen und schmecken, wird dem Gehirn gemeldet. Das sind die klassischen Sinnesreize.

Diese Informationen werden verarbeitet und an höhere Zentren im Gehirn weitergeleitet. Dann wird eine Information an den Körper zurückgegeben, wie er sich auf eine veränderte Außensituation einstellen soll. Dies geschieht über das so genannte periphere vegetative (nicht dem Gehirn zugehörige) Nervensystem: Der Sympathikus und der Parasympathikus sorgen dafür, dass die Befehle des Gehirns an den Körper weitergegeben werden. Dieses Netzwerk kann man sich wie ein Telefonsystem vorstellen: Schaltstellen werden über Wellen (Impulse) in Bewegung gesetzt. Sinkt beispielsweise die Außentemperatur, reagiert das Gehirn mit einer hormonellen Ausschüttung, die den Sympathikus aktiviert. Dieser stellt dann die Gefäße eng, ein Muskelzittern beginnt, denn über das vegetative Nervensystem soll die Bluttemperatur aufrechterhalten werden. All das geschieht, ohne dass der Verstand eingesetzt wird, quasi automatisch.

Wenn Sie etwas essen und schmecken, beispielsweise einen Apfel, werden die damit verbundenen Informationen ebenfalls an das Gehirn weitergeleitet und dort verarbeitet. Über das vegetative Nervensystem bekommt auch in diesem Fall der Körper eine Rückantwort, er erfährt, wie er sich auf die Zufuhr dieses Nahrungsmittels einstellen soll.

Nahrungsmittel lösen Impulskurven aus

Nahrungsmittel haben eine Wirkung auf das Gehirn und damit auch auf den Körper. So wie die Speichelmenge sich nach dem Essen von einem Stück Schokolade verändert, verändern sich auch andere körperliche Reaktionen wie beispielsweise die Produktion von Magensäure oder der Anspannungszustand der Blase. Nahrungsmittel lösen einen Impuls aus. So wie ein Nahrungsmittel auf die Speicheldrüsen wirkt, wirkt es über das gesamte vegetative System auf alle Organe und Drüsen.
Die produzierte Speichelmenge ist das Maß für die Nahrungsmittelimpulskurven. (Genauere Erläuterungen zum Speicheltest finden Sie im Kapitel „Wissenschaftliche Grundlagen".)

Die Sinne liefern neue Informationen für das Gehirn und für den Körper! Nahrungsmittel lösen einen Sinnesreiz aus, und zwar den des Geschmacks.

Impulskurven zeigen für gleiche Nahrungsmittel bei verschiedenen Menschen eine ganz ähnliche Struktur. Bei Gesunden konnte ich folgende Grundstrukturen beobachten (die dargestellten Impulskurven sind die annähernd idealtypischen Kurven eines gesunden Menschen. Bei vegetativen Störungen, Krankheiten, Nahrungsmittelunverträglichkeiten sind die Muster der Impulskurven verändert.):

Normalkurven der drei Grundnahrungsmittel-Gruppen

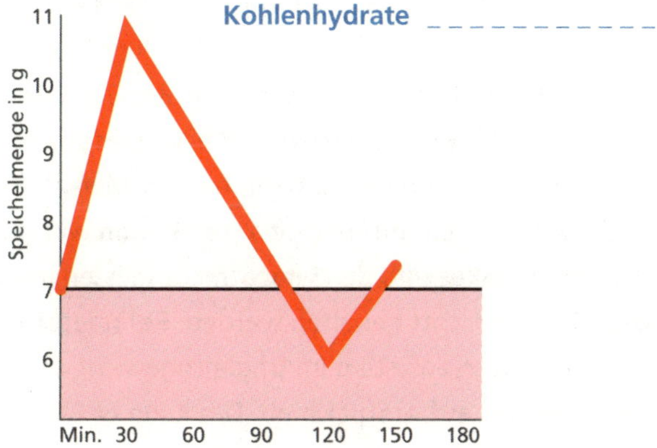

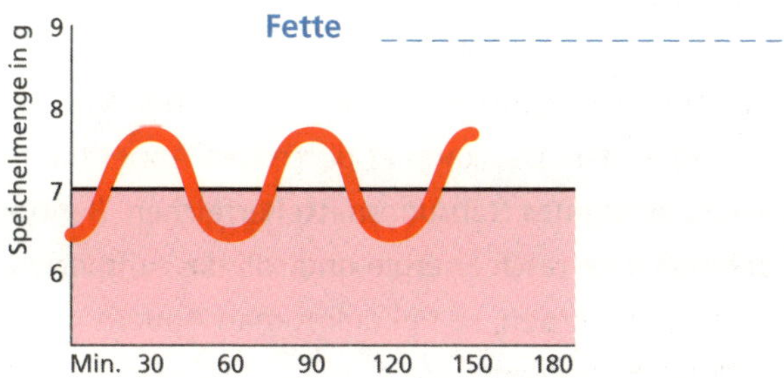

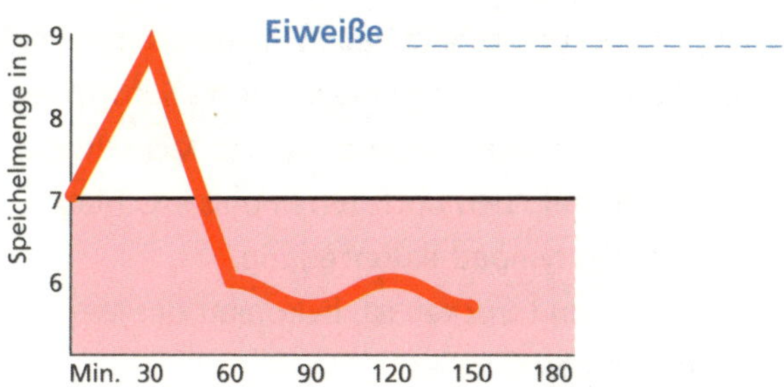

Wie sich das vegetative Nervensystem reguliert – und warum man Appetit bekommt

Das größte Bestreben im Leben ist es, im Gleichgewicht zu sein. Dies strebt der Körper auch an. Alle Körperfunktionen sollen reibungslos ablaufen – nur dann hat der Mensch den Kopf auch wirklich frei und fühlt sich rundherum wohl! Der Parasympathikus und der Sympathikus müssen in einem Zustand des Gleichgewichts gehalten werden. Befindet sich das vegetative Nervensystem im Ungleichgewicht, zielt der Körper sofort wieder auf Ausgleich ab. Das kann er über Nahrungsmittel erreichen. Er möchte einen Impuls in eine Richtung: *Das ist der Appetit!*

Der Körper verspürt eine innere Notwendigkeit, sein System auszugleichen. Das kann er durch den Appetit auf jeweils ein ganz bestimmtes Nahrungsmittel erreichen. Benötigt der Körper beispielweise rasch Energie und soll die Aufmerksamkeit wieder gesteigert werden, so bekommt man Appetit auf schnell-anflutende Kohlenhydrate.
Das Kohlenhydrat, das der Körper am schnellsten einsetzen kann, ist Zucker. Deshalb haben Sie manchmal Heißhunger auf etwas Süßes. Zucker zeigt die heftigste Sofortreaktion auf den Speichelfluss, bewirkt beim gesunden Menschen von allen Nahrungsmitteln den höchsten Impulsausschlag. Es bewirkt die heftigste Parasympathikuserregung.
Wenn der Mund trocken ist, bekommt der Mensch am ehesten Appetit auf etwas Süßes.

Normalerweise bemerkt man nicht, ob der Mund feucht oder trocken ist. Über das Appetitverhalten gleicht sich das vegetative System automatisch aus. Appetit entwickelt man, obwohl man eigentlich satt ist.

Mit anderen Worten: Appetit bedeutet, der Körper möchte wieder „die Kurve kriegen!"

Normalkurve mit plötzlicher Zuckergabe

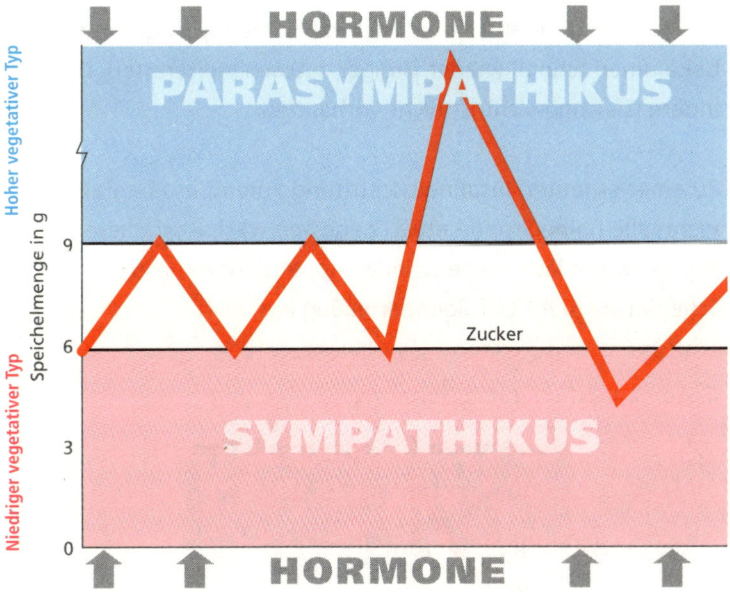

Speichelmenge

Speichelproduktion im nüchternen Zustand von 6 g bis 9 g entspricht dem inneren Gleichgewicht.

Wenn das vegetative Nervensystem überreizt wird

Wird das vegetative Nervensystem durch Nahrungsmittel in die eine oder andere Richtung überreizt, tritt die „Polizei des Körpers" in Aktion – in Form von Hormonen, die sofort eine zu hohe „Flutwelle" der Kohlenhydrate ausbremsen. Ein solches Hormon ist beispielsweise das Insulin.

Diese „Polizeieinsätze" sind für den Körper jedoch ausgesprochen anstrengend, und das spüren Sie dann auch: Sie werden nach einer Mahlzeit mit mehren Kohlenhydratarten müde, bekommen schnell wieder Hunger, müssen weiteressen. Das innere Gleichgewicht ist nicht vorhanden.

Zu einer erneuten Insulinausschüttung kommt es ebenfalls, wenn alle halbe Stunde etwas gegessen wird. Auch diese Konstellation lässt immer wieder Appetit aufkommen. Schematisch sieht es folgendermaßen aus:

Gegenregulation durch Hormone

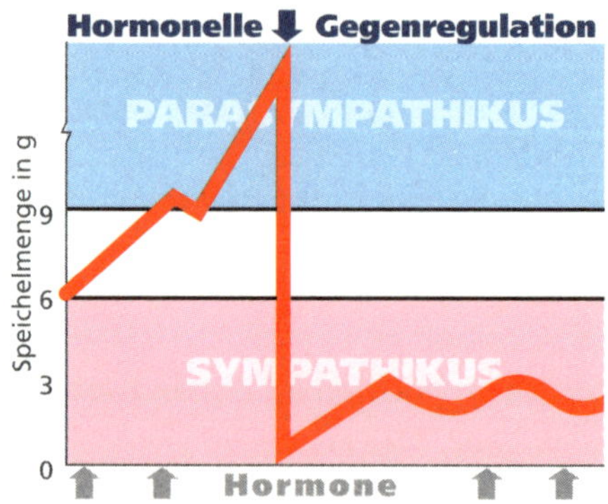

Bei unserer heutigen Lebensweise sind diese Einsätze ständig vonnöten, da wir unser vegetatives System fortwährend überstrapazieren.
Nahrungsmittel dürfen keine Müdemacher oder Dickmacher sein!

Was muss geändert werden? _______________________

- Essen Sie innerhalb einer Mahlzeit nur eine Kohlenhydratart, vermeiden Sie Nahrungsmittelzusätze, verwenden Sie naturbelassene Lebensmittel.
- Essen Sie nicht ständig, lassen Sie wenigstens eine Pause von zwei Stunden zwischen den Mahlzeiten verstreichen.

Heutzutage ist die Verführung groß, die Keksdose steht griffbereit auf dem Schreibtisch im Büro, ständig werden inhaltsreiche Getränke angeboten.

Der Körper hat viele Sicherheitssysteme: Hormone regulieren das vegetative System. Diese funktionieren selbst im Schlaf.
Vielleicht kennt der eine oder andere folgende Situation: Man schreckt ganz plötzlich aus dem Schlaf hoch, der Mund ist trokken, es erfolgt ein Schweißausbruch und das Herz fängt zu rasen an. In diesem Moment hat eine vegetative Gegenregulation über eine Hormonausschüttung der Nebennierenrinde stattgefunden.
Über die Herzfrequenzsteigerung konnte wieder gegenreguliert werden. Selbst im Schlaf funktionieren hormonelle Steuerungsmechanismen.

Bringen Sie sich wieder ins Gleichgewicht!

Ein vegetativ gesunder Mensch entwickelt einen natürlichen Instinkt für seine Nahrungsaufnahmen, er kann seinem Appetit vertrauen, hat keine übermäßigen Gewichtsprobleme, leidet auch nicht an „Allergien", Magen-Darmstörungen oder sonstigen körperlichen Störungen. Er bemerkt seinen Körper eigentlich gar nicht.

Normal ist, dass man von einer Mahlzeit auch wirklich satt wird. Doch viele Menschen kennen dieses Sättigungs- und Zufriedenheitsgefühl überhaupt nicht. Sie haben auch nach dem Essen noch Appetit, der Gedanke ans Essen ist ständig in ihrem Kopf. Grundsätzlich befindet sich das vegetative Nervensystem morgens im Lot, wenn man über Nacht etwa zehn Stunden nichts gegessen und außer Wasser nichts getrunken hat. Am Morgen haben Sie nur deshalb Hunger, weil dem Körper ein Energienachschub fehlt.

Jedoch gibt es eine Reihe von Menschen, die schon morgens von der Grundspannung her nicht im Lot sind, und sobald sie etwas essen, treten Beschwerden wie Sodbrennen oder Luftnot auf. Dahinter verbergen sich Nahrungsmittelunverträglichkeiten. Mit der Zeit führen diese zu vegetativen Typveränderungen, und damit zur Verschlechterung der jeweiligen Beschwerden.

Wenn Sie dieses Buch aufmerksam lesen, erfahren Sie faszinierende Neuigkeiten über Nahrungsmittelwirkungen. Beispielsweise warum das kleine Stück Banane, zum Frühstücksbrot gegessen, Sie kurzzeitig aus dem Gleichgewicht bringen kann. Oder warum die Tasse Kaffee, zusätzlich zu einer Mahlzeit getrunken, dick machen kann, weil sie langfristig den Appetit anregt, obwohl sie doch ohne Milch und Zucker keine Kalorie enthält!

Und Sie erfahren außerdem, wie Sie Ihren Appetit in den Griff bekommen können, wenn Sie die Nahrungsmittel individuell richtig kombinieren, Sie finden Ihre individuell richtige Kostform. Auf das vegetative Nervensystem kann über verschiedene Wege Einfluss genommen werden: praktisch über alle Sinnesorgane. Wird die Außentemperatur angehoben, werden gleichzeitig auch die peripheren Gefäße weitergestellt, es erfolgt indirekt eine Erhöhung des Parasympathikustonus. Bewegung zeigt einen ähnlichen Effekt.
Wellen, Strahlen und Licht, wirken sich ebenfalls auf das vegetative System aus. Dieses ist uns jedoch häufig gar nicht bewusst. Wird es beispielsweise draußen kalt, bekommen wir manchmal schon eine Gänsehaut, bevor wir bewusst wahrgenommen haben, dass wir frieren. Sinnesreize können Körperreaktionen auslösen, ohne das unser Bewusstsein mitbeteiligt ist.

Wie sieht es mit Ihrem vegetativen Gleichgewicht aus?

Sind Sie ein relativ ausgeglichener Mensch ?
Fühlen Sie sich im Allgemeinen recht wohl?
Stecken Sie voller Energie, schaffen Sie den Tag mit all seinen Anforderungen gut?
Fühlen Sie sich nach den Mahlzeiten satt, bekommen Sie davon wieder neuen Schwung?
Können Sie sich über Nacht gut regenerieren?

Oder haben Sie körperliche Beschwerden, die immer wieder einmal auftauchen?
Sind Sie nach den Mahlzeiten nicht richtig satt?
Werden Sie nach dem Essen müde oder unruhig, kribbelig und nervös?
Wachen Sie morgens wie zerschlagen auf?

Wenn Sie fühlen, dass vieles beschwerlicher geht, Sie körperlich nicht immer so ganz fit sind, dann sollten Sie Ihre Ernährung auf die Impuls-Kostform umstellen. Sie werden spüren, dass ihr Lebensgefühl sich positiv verändern wird.

Welch ein „vegetativer Typ" bin ich eigentlich?

Registrieren Sie einmal Ihren Speichelfluss: Haben Sie eher einen trockenen Mund mit wenig Speichelbildung oder einen feuchten? Das ist ein wichtiger Parameter für die Typbestimmung

Fragebogen: _

1.Wie sieht es mit Ihrem Speichelfluss aus? _ _ _ _ _ _ _ _ _ _ _ _ _ _

a) habe eher einen trockenen Mund
b) habe einen normalen Speichelfluss
c) habe eher einen feuchten Mund

2.Wie ist Ihre Pupillengröße? _

a) habe eher meistens große Pupillen
b) habe normalgroße Pupillen
c) habe häufig kleine Pupillen

3. Wenn Sie schlecht schlafen, was passiert am ehesten? _ _ _ _ _

a) kann eher schlecht einschlafen
b) schlafe immer gut
c) wache nachts manchmal auf

4. Welche Magenbeschwerden kommen bei Ihnen vor? _ _ _ _ _ _

a) habe manchmal Magenkrämpfe oder Übelkeit
b) kenne keine Magenbeschwerden
c) neige zu Sodbrennen

5. Wie liegt Ihre Ruhe-Pulsfrequenz? _ _ _ _ _ _ _ _ _ _ _ _ _ _ _ _ _ _

a) habe eine hohe Pulsfrequenz (über 80 Schläge pro Minute)
b) habe eine normale Pulsfrequenz (60 – 80 Schläge pro Minute)
c) habe eine niedrige Pulsfrequenz (unter 60 Schläge pro Minute)

6. Spüren Sie Ihr Herz? ____________________________

a) habe häufig Herzklopfen
b) spüre mein Herz nie
c) habe manchmal einen Herzdruck (fast Engegefühl)

7. Welche Stimmungslage trifft manchmal zu? ____________

a) neige zu depressiven Verstimmungen
b) bin relativ ausgeglichen
c) neige manchmal zu Ängsten

8. Was passiert nach dem Mittagessen? ________________

a) bin danach manchmal fit, manchmal müde
b) bin danach wieder fit und leistungsfähig
c) bin danach häufig müde oder entwickle einen Bewegungsdrang oder kann danach auch mal aufbrausen

9. Wie ist Ihr Temperaturempfinden? _________________

a) kann Wärme gut vertragen, reise gern in südliche Länder
b) mag es warm, aber auch kalt
c) mag es nicht zu heiß, bevorzuge den kühlen Norden, auch gerne Skigebiete

10. Wie ist Ihr Appetitverhalten? ______________________

a) muss häufiger etwas essen, brauche Zwischenmahlzeiten
b) habe kein auffallendes Essverhalten, bin satt nach einer normalen Mahlzeit
c) Wenn ich anfange zu essen, bekomme ich immer mehr Hunger,

11. Welche Speiserichtung bevorzugen Sie? ____________

a) süße Speisen
b) keine Richtung ist auffällig
c) eher salzige und manchmal fette Speisen

Auflösung:

Haben Sie überwiegend
a) angekreuzt, sind Sie eher der niedrige vegetative Typ,
b) angekreuzt, sind Sie ein Normaltyp
c) angekreuzt, gehören Sie zu dem hohen vegetativen Typ.

Der niedrige vegetative Typ:

Er neigt grundsätzlich zu einem trockenen Mund, er bildet wenig Speichelmenge, von daher die willkürliche Einteilung meinerseits in den niedrigen vegetativen Typ. Der Sympathikustonus dominiert von Haus aus.

Diese Menschen zeigen meist viel Ausdauer, sind wach und konzentriert. Sie können gut logisch denken.

Damlt Sle nicht unter Dauerstress lei den, brauchen Sie regelmäßig Kohlenhydrate, gerne auch in süßer Form aber nicht mehrere Kohlenhydratarten in einer Mahlzeit.

Sorgen Sie in richtiger Weise für Ihr Wohlbefinden, sind Sie in der Regel sehr ausgeglichen. Sie mögen gerne die Wärme, frieren leichter als der hohe vegetative Typ.

Der hohe vegetative Typ:

Er zeichnet sich durch einen feuchten Mund aus. Der Parasympathikus überwiegt im Grundtonus.

Diese Menschen sind häufig besonders kreativ und voller Ideen. Ihre Wahrnehmungsfähigkeit ist sehr hoch, sie registrieren über die Sinne enorm viele Reize der Umwelt. Sie erschöpfen sich aber schnell, müssen immer wieder eine kleine Ruhepause einlegen, steigen dann jedoch erneut mit großer Energie wieder ein.

Der hohe vegetative Typ bevorzugt salzige Speisen, eiweiß- und fettreich. Diese stabilisieren sein System, überreizen das vegetative System nicht unnötig noch weiter in einen höheren Parasympathikusbereich. Er friert nicht so leicht, Hände und Füße sind in der Regel gut durchblutet.

Auch Kleinkinder haben manchmal schon eine hohe Speichelproduktion. Das könnte an einem regelmäßigen hohen Zuckerkonsum liegen oder daran, dass die ersten Zähne kommen. Vermehrter Speichelfluss bei einem Kind könnte auch ein Hinweis auf einen hohen Typ sein!

Vielleicht können Sie nun auch so manche Eigenart, mit der Ihnen der eine oder andere Zeitgenosse „auf die Nerven geht" – oder umgekehrt Sie ihm – in einem neuen Licht sehen. Der eine braucht es immer kuschelwarm, dreht die Heizung bis zum Anschlag auf, schläft am liebsten mit zwei Decken.
So weit, so gut. Problematisch wird es nur, wenn dieser Mensch, der eher zum niedrigen vegetativen Typ tendiert, Tisch und Bett mit einem hohen Typ teilt. Denn dieser dreht die Heizung garantiert wieder herunter und öffnet nachts das Fenster – ganz einfach, weil er es kühler liebt.

Dieses Buch will auch zu mehr Verständnis der Menschen untereinander beitragen. Nehmen Sie also die Typisierung mit Gelassenheit und Humor – und machen Sie das Beste aus Ihrem Typ! Leben und leben lassen!

Nahrung und

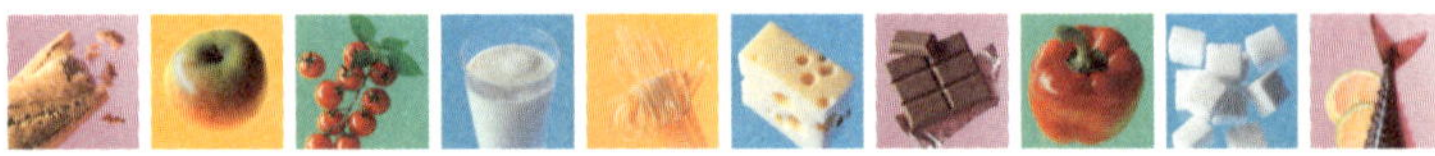

ihre Wirkung im vegetativen System

In diesem Kapitel erfahren Sie etwas über Nahrungsmittel und Nährstoffe: wofür der Mensch Nahrung braucht und wie sie im Körper wirkt, wie Nahrungsmittel optimal kombiniert werden und am besten verträglich sind. Sie werden ein neues Ernährungsprinzip kennen lernen, das Ihr vegetatives System wieder ins Gleichgewicht bringt und dauerhaft in einem ausgewogenen Zustand hält.

Beim Essen kommt es nicht nur auf das Was, sondern auch auf das Wie an

Die moderne Ernährungsmedizin empfiehlt eine tägliche Aufnahme von 50 – 70 g Eiweiß, 65 g Fett und mindestens 250 g Kohlenhydrate, bei ca. 2.000 Kalorien sind das ungefähr 50 %. Viel Frischkost sorgt für ausreichend Vitamine, Mineralstoffe und Spurenelemente, die der Körper notwendig braucht. Nun könnte man diese Menge in einer einzigen Mahlzeit zu sich nehmen: Pommes, Hamburger, Big Mac, Mayo und Ketschup, Salat mit Dressing und Cola oder Sprite... Der Tagesbedarf an Kalorien wäre schnell gedeckt.

Es ist ähnlich wie beim Kuchenbacken: Die Zutaten können alle auf einmal in eine Rührschüssel gegeben werden, doch rührt es sich viel leichter, wenn sie nach und nach untergemischt werden. Ähnlich ergeht es unserem Körper. Einzelne Nahrungsmittel können besser wahrgenommen und der Reihe nach in gewissen Abständen leichter verdaut werden. Das vegetative Nervensystem wird auf diese Weise nicht überfordert.
Bei Überforderung wird erst einmal alles mit Hilfe einer größeren Insulinausschüttung in die Fettzellen eingelagert. Man spürt das in Form von Müdigkeit nach dem Essen. Der hohe vegetative Typ kann nach solchen Gegenregulationsmechanismen auch extrem gereizt sein. Leiden Sie unter einem aufbrausenden Vorgesetzten, achten Sie einmal darauf, ob seine Ausbrüche eine halbe Stunde nach dem Essen verstärkt auftreten!

Verschiedene Kohlenhydrate sind beispielsweise schon enthalten in einem Marmeladenbrot oder auch in gebratenem Pfannkuchen mit Ahornsirup oder Fruchtsoße. Ebenfalls mehrere Kohlenhydratarten enthält ein Mittagessen mit Kartoffeln, Mais und Brot und einem Milchreis als Nachspeise. Essen Sie hingegen ein Mittagessen bestehend aus Steak, Gemüse und Kartoffeln mit Kräuterbutter oder Kräuterquark, werden Sie sich angenehm gesättigt fühlen und können voll konzentriert wieder an die Arbeit gehen.

Kohlenhydratmischungen machen müde und dick. Wahrscheinlich kennen Sie das aus eigener Erfahrung: Sie waren zu einem üppigen Vier-Gänge-Menü eingeladen, hatten bei allen Köstlichkeiten reichlich zugeschlagen, kamen nach Hause und hatten schon wieder Hunger... nein eigentlich Appetit!

Neue Energie durch Kohlenhydrate!

Kohlenhydrate sind die Energielieferanten des Körpers. Das Gehirn wird ausschließlich durch Glukose mit Energie versorgt. Benötigen Körper und Gehirn mehr Energie, als ihnen über die Kohlenhydrate zugeführt wurde, kann Glukose aus den Fettzellen und den Proteinen (die in der Muskulatur gespeichert sind) hergestellt werden, sofern auch die Zuckerreserven in der Leber verbraucht sind.

Ganz allgemein machen Kohlenhydrate fröhlich, sie beleben und lassen entspannen, lassen uns die Dinge lockerer sehen. Die Wahrnehmungsfähigkeit ist erheblich gesteigert. Das Gehirn braucht Kohlenhydrate für das Lernen und die Gedächtnisleistung.

Verschiedene Kohlenhydratarten

- Zucker
- Fruchtzucker
  (Obst enthält Glukose, Saccharose und Fructose)
- Getreide und alle Getreideprodukte
  (z.B. Brot, Nudeln, Grieß)
- weitere Stärkeprodukte
  (z.B. Kartoffeln, Reis, Mais)
- Milch und Milchprodukte, die Milchzucker *(Laktose)* enthalten
- Alkohol
- Bier *(Gakaktose)*

Wirkung der Kohlenhydrate im vegetativen System

Kohlenhydrate verursachen einen hohen positiven Ausschlag der Impulskurve, der Parasympathikus wird stark erregt. So lange die Impulskurve über dem Ausgangspunkt liegt, besteht ein Sättigungsgefühl. Parallel dazu: solange wirkt auch die Magensäure auf das Essen ein. Fällt die Impulskurve unter den Ausgangspunkt, schiebt der Magen durch Bewegung das Essen weiter in den Zwölffingerdarm. Parallel dazu empfindet der Mensch erneut ein Hunger-, beziehungsweise ein Appetitgefühl. Wird zu einer Mahlzeit immer nur eine Kohlenhydratart gegessen, kann man seinem Appetit vertrauen, regelmäßig erfolgt ein Sättigungsgefühl, dieses Gefühl hält für zwei Stunden an.

Die Wirkung von je 1 g…

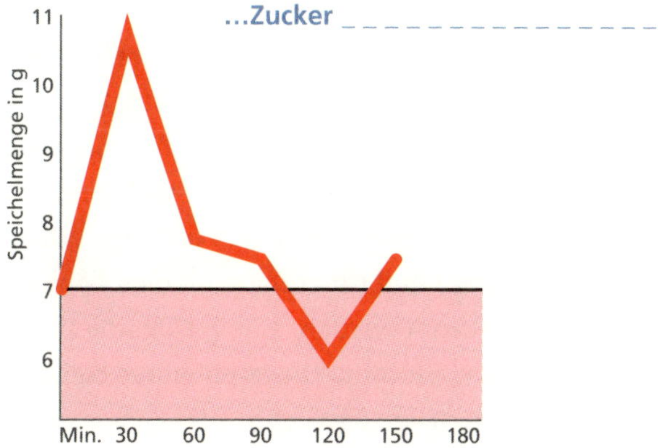

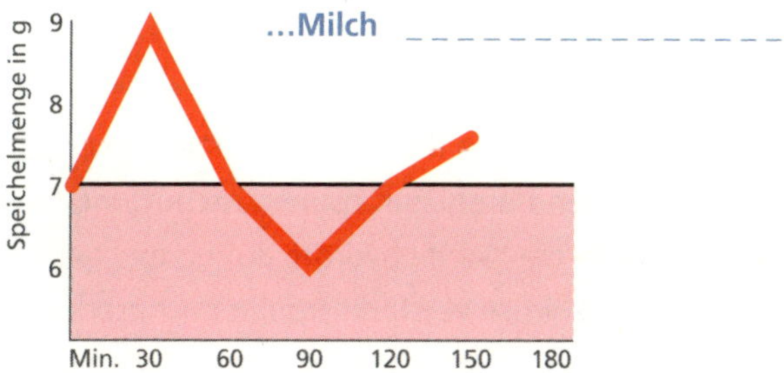

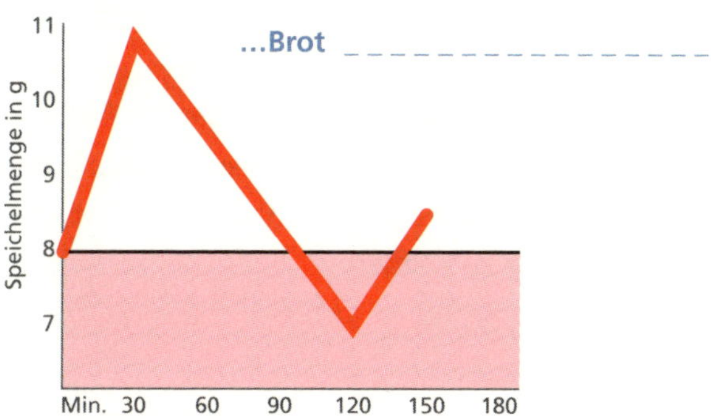

Austestungsprogramm für Kohlenhydrate _ _ _

Probieren Sie einmal aus, ob Sie nach einem Käsebrot, wenn es denn kein Schwarzbrot ist, sondern ein helles Brot (gern auch mit Körnern) für ca. zwei Stunden gesättigt sind. Später essen Sie einen Kuchen oder ein Fruchttörtchen. Sie werden nach dem Kuchen direkt spüren, dass Sie schon nach einer halben bis Stunde wieder Appetit bekommen und eher müde werden. Was ist passiert? Das Käsebrot enthält nur eine Kohlenhydratart. Diese kann erkannt werden, eine zusätzliche Insulinausschüttung wird nicht benötigt. Die Impulskurve bleibt im normalen Bewegungsspektrum. Im Kuchen sind Zucker und Mehl, vielleicht sogar noch Früchte oder Sahne enthalten – also mehrere Kohlenhydratarten auf einmal.

Erkennt der Kopf die Kohlenhydratart, kann er schon vom Gehirn aus den Befehl zur Insulinausschüttung bewirken. Werden mehrere Kohlenhydrate auf einmal genossen, muss die Bauchspeicheldrüse verstärkt Insulin nachproduzieren. Das ist eine zusätzliche Anstrengung für den Körper, häufig reagiert er mit Müdigkeit.

Gleichzeitig wird die gesamte Energie des Kuchens erst einmal in die Fettzellen eingelagert. Insulinausschüttung bedeutet Einlagerung in die Fettzellen. Dadurch erhöht sich das Risiko übergewichtig zu werden.

Nun fahren Sie zu einem „Drive in", bestellen sich Hamburger, Chips und einen Salat mit Mais und Dressing. Wieder zu Hause angekommen, gelüstet Ihnen unter Garantie nach etwas Essbarem.

Am nächsten Tag probieren Sie einmal nur eine kleine Krume Weißbrot zu sich zu nehmen. Sie werden, so Ihr Kohlenhydratstoffwechsel normal funktioniert, ein Sättigungsgefühl für ca. zwei Stunden empfinden. Die Impulskurve von Brot ist normalerweise zwei Stunden über dem Ausgangswert, somit ist der Kopf zwei Stunden in Punkto Appetit zufriedengestellt. Mit wenig kann man viel erreichen!

Wenn Sie feststellen wollen, ob eine Kohlenhydratart bei Ihnen Probleme verursacht, ob eine Nahrungsmittelunverträglichkeit vorliegt, dann machen Sie doch einmal folgenden Selbstversuch: Nehmen Sie morgens nüchtern eine Kohlenhydratart zu sich – aber jeweils nur in kleiner Menge: eine Ecke trockenes Brot oder eine Kartoffel, eine Frucht oder ein Stück Würfelzucker, einen Riegel Schokolade oder ein halbes Glas Milch. Sie werden genau erspüren, wie lange die jeweilige Impulskurve bei Ihnen oben bleibt. Dieser Zeitraum liegt zwischen eineinhalb und zweieinhalb Stunden. So lange sättigt Sie eine Kleinstmenge!
Bekommen Sie frühzeitig wieder Hunger oder starken Appetit, hat Ihr vegetatives Nervensystem ein Problem mit diesem Kohlenhydrat.

Vielleicht bekommen Sie Migräne – zwei Stunden nach einer Brotkrume, oder Sodbrennen nach Zucker, Blähungen und Übelkeit nach Milch? Vielleicht werden Sie nach Zucker unruhig oder rasten fast aus? Tränen Ihnen nach Brot plötzlich die Augen oder werden die Bronchien eng? Symptome, die Sie spüren, haben mit der jeweiligen Nahrungsmittel-Unverträglichkeit zu tun. Bisher haben Sie sich häufig nach einem Essen nicht wohl gefühlt, konnten einen Migräneanfall keinem Nahrungsmittel zuordnen – durch diesen Selbsttest werden Sie Ihre Nahrungsmittel-Unverträglichkeiten direkt auffinden können.

Beim Heuschnupfen sind die Pollen nur ein Co-Faktor. Die Ursache liegt meistens in einer Getreideunverträglichkeit. So wie der Darm bei einer Zöliakie (nachgewiesenen Getreideunverträglichkeit) mit Krämpfen und Durchfall reagiert, reagieren die Schleimhäute, Haut und Bronchienschleimhäute auf Getreide.

Wenn Mahlzeiten nur eine Kohlenhydratart enthalten, isst man normalerweise genau die Menge, die der Körper vorher an Energie verbraucht hat. Hat man sich nach einem Schinkenbrot kaum bewegt, verspürt man zwei Stunden danach nur ein „Gelüstchen". Dann reicht es schon, ein halbes Glas Orangensaft zu trinken, um die entstandene „Energielücke" zu füllen. Wurde mehr Energie verbraucht, hat man vielleicht Appetit auf eine Tafel Schokolade oder sogar auf ein vollständiges Mittagessen.

Auf diese Weise können Sie Ihren persönlichen Essensrhythmus finden – Ihr Appetit wird Sie dabei führen.

Blutzuckermessungen bei verschiedenen Kohlenhydraten

Die blutzuckersteigernde Wirkung kohlenhydrathaltiger Lebensmittel, wird als „Glykämischer Index" bezeichnet. Der Wert für Glukose wird gleich 100 gesetzt, die anderen Lebensmittel werden relativ im Vergleich zu Glukose ermittelt. Gemessen wird die Blutzuckerkurve über zwei Stunden. Ein hoher Index bedeutet einen schnellen Anstieg des Blutzuckerspiegels.

Nach dieser Einteilungsform gibt es „gute" (in Vollkornbrot, Kartoffeln, Hülsenfrüchten und Gemüse enthaltene) und „schlechte" in (Marmelade und Süßigkeiten enthaltende) Kohlenhydrate.

Glykämischer Index

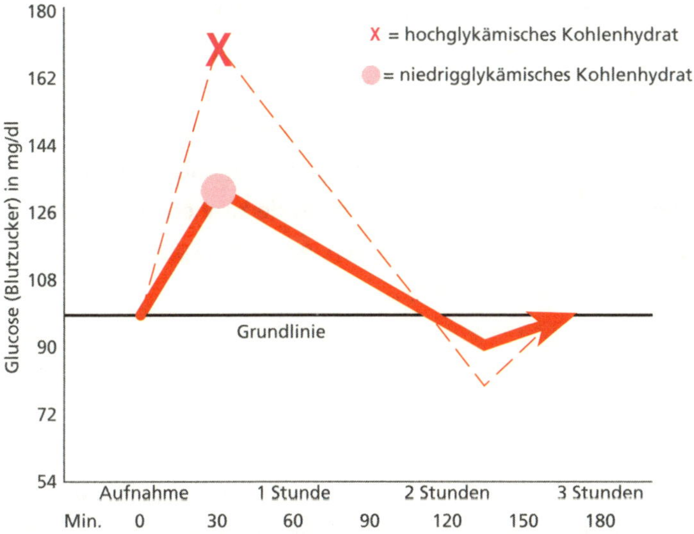

Wenn diese Blutzuckerkurven mit den Impulskurven der Kohlenhydrate verglichen werden, springt die Ähnlichkeit förmlich ins Auge. Daraus ist für mich ersichtlich, dass der Blutzuckerspiegel wie die Speichelproduktion vegetative Funktionen sind, die vom Gehirn aus geregelt werden.

Kein Leben ohne Proteine!

Die kleinsten Bausteine der Proteine (Eiweiße) sind Aminosäuren. Diese braucht der Körper für die Zellerneuerung, für die Regeneration, für die Kopierung der Gene, für die Hormonbildung und für die Neurotransmitter (Botenstoffe an den Nervenknotenpunkten). Proteine stellen außerdem die Energiereserven des Körpers dar, denn sie können zu Glukose (Traubenzucker) aufgebaut werden, wenn die Zuckerreserven der Leber verbraucht sind.

Es gibt etwa 250 verschiedene Eiweißprodukte. Alle sind aus verschiedenen Aminosäuren zusammengesetzt. Es gibt 20 Aminosäuren, die lebenswichtig sind und acht Aminosäuren, die der Körper nicht selbst produzieren kann – und die deshalb unbedingt über die Nahrung zugeführt werden müssen. Damit der Körper gut mit allen Aminosäuren versorgt ist, sollte man möglichst nicht einseitig leben, sondern sowohl pflanzliches als auch tierisches Eiweiß verzehren.

Tierisches Eiweiß ist enthalten in	Pflanzliches Eiweiß ist enthalten in
■ Fleisch	■ Brot
■ Fisch	■ Nudeln
■ Geflügel	■ Reis
■ Wurstwaren	■ Mais
■ Eiern	■ Kartoffeln
■ Milch und Milchprodukten	■ Sojaprodukten
	■ Pilzen
	■ Algen
	■ Nüssen und Mandeln
	■ Hülsenfrüchten (Bohnen, Erbsen Linsen)

Generell ist das tierische Eiweiß wertvoller, da dem Menschen ähnlicher. Dennoch ist es möglich, mit einer überwiegend vegetarischen Kost gute Kombinationen zusammenzustellen, wie beispielsweise Ei und Kartoffeln. Meistens entstehen darüber jedoch mehrere Kohlenhydratartenkombinationen.

Wirkung der Proteine im vegetativen System

Proteine wirken sich letztendlich auf die Sympathikusfunktion aus. Als reine Eiweiße kommen Naturprodukte nicht vor. Für die Verträglichkeit der Proteine ist das gleichzeitige Vorkommen von Fetten und Kohlenhydraten im Nahrungsmittel offenkundig wichtig. Andernfalls könnte der Sympathikus zu stark erregt werden.

Dies würde dann einen Stresszustand für den Körper bedeuten, den er auf die Dauer nicht aushalten kann. Zwangsläufig würden Krankheiten entstehen.

So sieht die annähernd idealtypische Impulskurve eines gesunden Menschen bei Hummer aus:

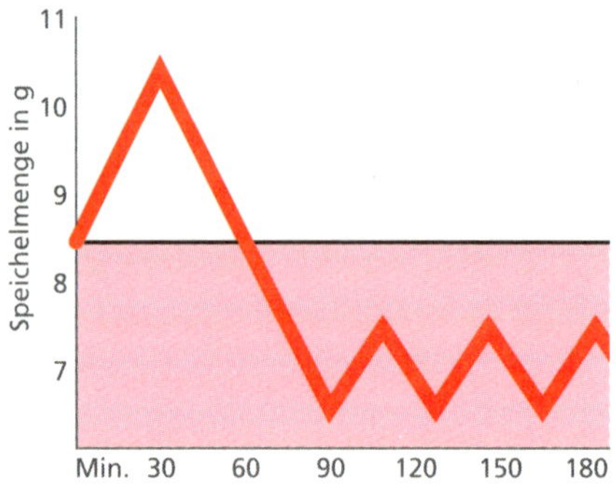

Hummer weist einen sehr hohen Anteil an Eiweiß auf. In 100 g sind 16 g Eiweiß und nur 2 g Fett enthalten. Ich habe dieses

Nahrungsmittel ausgewählt, weil alle anderen Lebensmittel höhere Fettanteile aufweisen und Hummer andererseits nicht mit Haltbarkeitsstoffen verarbeitet wird und deshalb eine eindeutige Eiweißkurve ergibt.

Je höher der Fettanteil des Eiweißproduktes ist, desto weniger stark wird der Sympathikus angeregt.

Milch wird von Ernährungsexperten normalerweise den Proteinen zugeordnet. Da Milch aber Laktose (Milchzucker) enthält, zählt sie bei meinem Ernährungsprinzip zusammen mit Milchprodukten, die ebenfalls Milchzucker enthalten, zu den Kohlenhydraten.
Zuerst werden die Kohlenhydrate registriert. Das mag mit der hohen Empfindlichkeit für süß zusammenhängen. Milch ist ein relativ ausgewogenes Nahrungsmittel, das macht sich auch in der Impulskurve bemerkbar.

Fett ist kein Feind

Der Körper braucht Fett für die Hormonbildung und für die Bildung der Prostaglandine (Entzündungshemmer). Fette sind Bausteine für die Zellmembran und stabilisieren die Körpertemperatur. Aus Fetten werden Gallensalze gebildet, und bei Energiebedarf kann der Körper aus den Fettzellen Glukose (Traubenzucker) aufbauen, also Energie gewinnen.

Die Fettsäuren werden in drei Gruppen aufgeteilt

- gesättigte Fettsäuren: Fleisch, Wurstwaren, Käse, Butter, Milch und Milch- Produkte
- einfach ungesättigte Fettsäuren: Öle aus Sonnenblumen, Leinen, Raps, Soja, Disteln, Oliven
- mehrfach ungesättigte Fettsäuren: Fisch, Lachs, Hering, Makrele, Thunfisch

Fett ist als Dickmacher verrufen. Doch manche Menschen setzen nicht so leicht durch Fett an. Die hohen vegetativen Typen werden durch Fett stabilisiert, fühlen sich ohne Fett nicht sehr wohl. Ganz allgemein ist Fett ein Stabilisator des vegetativen Systems. Beobachten Sie einmal Menschen mit einem hohen vegetativen System. Bekommt der ständig Kekse, Müsli und Obst zu essen, wird er aufbrausend, unkonzentriert, launisch oder müde. Sorgen Sie für ein deftiges Mittagessen, Sie werden danach Ihr Gegenüber nicht wiedererkennen. Hier trifft das Sprichwort „Fett beruhigt" zu.

Menschen, die unter Migräne und Heuschnupfen leiden, sollten generell auch fettlastiger essen. Damit möchte ich Sie nicht auffordern, viel mehr Fett zu konsumieren, vor allem nicht ohne darauf hinzuweisen, die gesättigten Fettsäuren aus den Wurstwaren nicht zu erhöhen. Bewusst mehr Kohlenhydrate zu verspeisen, damit Fett eingespart würde, wäre ebenfalls ein falscher Weg. Unterdrücken Sie nicht Ihr Verlangen nach fettem Fisch und den gesunden Ölen aus Raps, Walnuss, Oliven, Leinensamen und Soja.

Wirkung von Fett im vegetativen System _ _ _

Fett wirkt ausgleichend auf das vegetative System und stabilisiert es. Es aktiviert zu gleichen Anteilen den Sympathikus wie auch den Parasympathikus. Fett wirkt physiologisch ca. 10 Stunden im Körper. Morgens ein deftiges Essen oder auch nur ein Teelöffel Öl stabilisieren das vegetative Nervensystem.

Wie bei den Kohlenhydraten hat es der Körper auch bei den Fetten leichter, wenn man zu einer Mahlzeit nur eine Fettart, also entweder gesättigte oder ungesättigte Fettsäuren, zu sich nimmt. Da die Impulsausschläge von Fett normalerweise nicht so hoch sind, ist die generelle Beeinflussung auch nicht so stark. Das spielt eine viel größere Rolle bei veränderten Fett-Impulskurven. Impulskurven können genetisch bedingt veränderte Muster aufweisen, wie bei den Fettstoffwechselstörungen.

Veränderte Fett-Impulskurven findet man auch beispielsweise bei einer Krankheit wie der Multiple Sklerose. Dieses lässt vermuten, dass Viren oder Schadstoffe Impulskurven verändern können. Bei veränderten Normal-Fett-Impulskurven werden die Körperfunktionen generell anders beeinflusst. Dazu später mehr.

Der Körper strebt Ausgewogenheit an

Das vegetative System weckt den Appetit auf ein bestimmtes Nahrungsmittel oder eine bestimmte Kombination von Nahrungsmitteln, weil es auf Ausgleich bedacht ist. Deshalb bekommt man nach einem „salzigen" Essen meist Appetit auf etwas Süßes, nach einem eiweißreichen Essen hat man Appetit auf Kohlenhydrate – und meistens auch Durst. Hier liegen wohl die Wurzeln von Sprichwörtern wie „Fisch muss schwimmen".

Wenn bei einer Mahlzeit die Kombinationen von Kohlenhydraten, Eiweißen und Fetten in sich ausgewogen ist, fühlt man sich satt und wohl. Ein Käsebrot erfüllt beispielsweise diese Kriterien. Der Appetit ist ein physiologischer Trieb, der nur schwer mit dem Verstand zu steuern ist. Viele müssen zwanghaft Essen zu sich nehmen. Der Körper sorgt unmittelbar für seinen inneren Ausgleich. Er wird lieber dick als sich unwohl zu fühlen. Sich dauerhaft unwohl zu fühlen macht krank.

Wenn Sie Ihrem Appetit wieder auf die Spur kommen, weist er Ihnen den Weg zu den Nahrungsmitteln, die Ihr Körper braucht. Ein Hilfsgerüst ist die neue von mir entwickelte Kostform: viele kleine Mahlzeiten, aber nur jeweils eine Kohlenhydratart innerhalb jeder einzelnen. Der Appetit ist so steuerbar. Das Wohlbefinden damit auch. Garantiert kann eine kontinuierliche Gewichtszunahme wieder gestoppt werden. Das natürliche Empfinden für Hunger und Appetit setzt bei dieser Lebensweise wieder ein.
Die neuen Einsichten, dass zu viele Kohlenhydrate das Übergewicht fördern, hat schon bewirkt, dass verstärkt die Kohlenhydratmengen auf den Nahrungsmittelpackungen angegeben werden. Nutzen Sie diese Informationen und nehmen Sie keine Kohlenhydrat-Mischprodukte zu sich. Fangen Sie wieder an, Ihre Gerichte selbst zusammenzustellen. Überlegen Sie, ob sie unbedingt die Fertigsaucen verwenden müssen oder ob ein wenig Öl, Basalmico oder Kräuterbutter geschmacklich auch reichen könnten.

Fühlen Sie sich körperlich wohler, haben Sie einerseits sicherlich einen größeren Spaß an der Arbeit oder in der Familie und sicherlich auch mehr Lust auf Unternehmungen und sportliche Aktivitäten. Wenn Sie das erst einmal umgesetzt und gespürt haben, werden Sie das Prinzip nicht wieder verlassen. Sie werden es nicht für möglich gehalten haben, das eine Umstellung einiger Nahrungsmittel-Kombinationen eine so große Wirkung auf Ihren Körper hat.

Das Prinzip der Impuls-Diät: Mischkost mit Rhythmus

Kohlenhydrate, Proteine und Fett zeigen unterschiedliche, ganz spezifische Wirkungen im vegetativen System.

- Kohlenhydrate rufen eine sofortige heftige Impulswirkung hervor. Sie wirken auf den Parasympathikus.
- Proteine wirken sich auf den Sympathikus aus.
- Fett stabilisiert das vegetative System.

Wie die Physik lehrt, verrechnen sich Kurven arithmetisch, also im Mittel. Das bedeutet, dass die Impulswirkungen aller drei Nährstoffgruppen zusammen das vegetative Nervensystem am besten im Gleichgewicht halten.

Deshalb braucht der Körper eine ausgewogene Mischkost aus allen drei Nährstoffgruppen.

- Ausgewogen isst man am besten, wenn man zu jeder Mahlzeit nur **eine Kohlenhydratart** zu sich nimmt.
- Wohler fühlt sich der Körper, wenn man zu jeder Mahlzeit nur **eine Fettart** zu sich nimmt.
- Da Kohlenhydrate in ihrer Impulswirkung in aller Regel den Ausgangspunkt ihrer Erregungswelle nach zwei Stunden wieder erreichen, ist es sinnvoll, **alle zwei Stunden** eine Kleinigkeit zu essen. Hat man dann noch keinen Hunger, reicht eine Tasse Tee. Essen alle 30 Minuten provoziert unnötige Insulinausschüttungen. Von der Schokolade isst man lieber gleich eine größere Portion, als nach und nach Stück für Stück.

Ein Modell der Impulskurven von Kohlenhydratarten, die sich im Zweistundentakt aneinander reihen, zeigt, dass die Kurven im positiven Bereich bleiben. Das vegetative System wird nicht durch eine Insulinausschüttung ausgebremst. Der positive Effekt: Ein Energieschub folgt dem anderen, Konzentration und Lernfähigkeit bleiben kontinuierlich gewährleistet.

Schema mehrerer Mahlzeiten

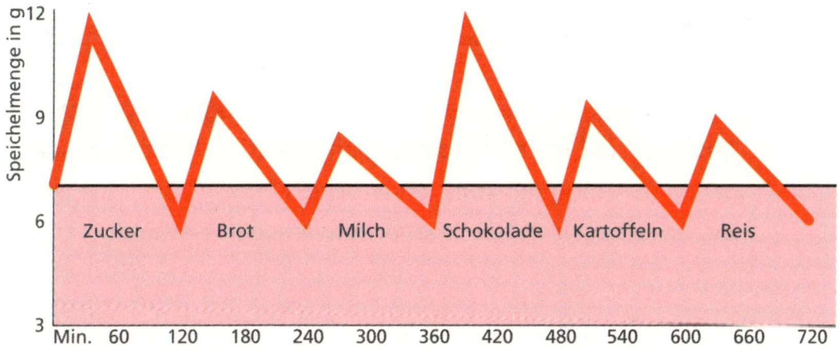

Das ist das einfache Prinzip der Impuls-Diät: eine Mischkost mit Rhythmus! Wenn Sie sich an diese Form der ausgewogenen Ernährung im Zweistundentakt halten und auf diese Weise dem Körper – je nach Appetit – regelmäßig Nachschub geben, entsteht kein Heißhunger, denn das vegetative System bleibt im Lot. Der Körper wird mit allem versorgt, was er für das reibungslose Funktionieren benötigt, und Sie fühlen sich gleichbleibend wohl.

Richtig essen, um im Gleichgewicht zu bleiben

Nachdem Sie nun wissen, welches Ernährungsprinzip für unser inneres Gleichgewicht sorgt, geht es jetzt darum, das Wissen in die ganz alltägliche Essenspraxis umzusetzen. Im Anschluss daran werden verschiedene Nahrungsmittel – ihre Zusammensetzung und ihre Wirkung auf das vegetative Nervensystem – noch genauer beleuchtet.

Hier sind noch einmal die Grundregeln der Impuls-Diät bzw. der Mischkost mit Rhythmus zusammengefasst. Auf den folgenden Seiten ist häufig nur vom „allgemeinen Prinzip" die Rede, wenn die Grundregeln dieser Ernährungsweise gemeint sind:

Grundregeln

1. Nehmen Sie zu jeder Mahlzeit nur eine Kohlenhydratart zu sich.

2. Nehmen Sie zu jeder Mahlzeit nur eine Fettart, also entweder nur Öl oder Butter, zu sich.

3. Achten Sie auf den Rhythmus: Essen oder trinken Sie ca. alle 2 Stunden etwas.

4. Getränke wie Kaffee und Tee sind als eine Mahlzeit, also als eigenständige Zweistundeneinheit, zu betrachten. Wer möchte, kann Milch und/oder Zucker dazunehmen. Wasser oder Kräutertee können jederzeit getrunken werden.

5. Alle Nahrungsmittel sind nach 10 Stunden, über Nacht, abgebaut. Diese Zeit braucht das vegetative System als Ruhepause.

Auf den nächsten Seiten folgt eine Tabelle, der Sie entnehmen können, welche Nahrungsmittel den Kohlehydraten zugerechnet werden. Proteine und Fette sind außerdem aufgelistet. Gemüse sind neutral, sie sollten zu jeder Mahlzeit reichlich gegessen werden.

Kombinationsbeispiele:

Brot, Butter, Schinken, Hartkäse, Ei und Gemüse

Fisch, Karoffeln, Gemüse

Quark, Obst, Zucker

Fleisch, Gemüse, Wein

Salat mit Joghurtsoße

Banane

Hätten Sie auf das Brot noch Marmelade geschmiert, wären zwei weitere Kohlenhydratarten dazu gekommen, nämlich Zucker und Fruchtzucker. Mit ein bisschen Praxis wird Ihnen das Prinzip „Nur eine Kohlenhydratart pro Mahlzeit“ bald in Fleisch und Blut übergehen...

Wenn Sie die stärkereichen Kartoffeln mit Fleisch, Fisch, Geflügel und/oder Gemüse essen, bleibt es bei einer Kohlenhydratart. Nehmen Sie zu den Kartoffeln als weitere Beilage allerdings noch Nudeln hinzu, landet eine weitere Kohlenhydratart, nämlich Getreide, auf dem Teller.

Wenn Sie zu Ihrer Pasta gern eine Scheibe Brot essen, dann guten Appetit – denn sowohl Nudeln als auch Brot zählen zur gleichen Kohlenhydratart Getreide.

Anmerkungen zu Brot:

Einer von 400 Bürgern in Deutschland hat eine Getreideunverträglichkeit. Sie kann sich in Form von Heuschnupfen, Asthma, Migräne, Magen-Darmstörungen, Zöliakie und dem Zöliakie-Syndrom äußern.

Nur noch 5 % der Bäcker in Deutschland backen Brot ohne Zusätze von Backmischungen. Zum Brotteig werden Mais, Kartoffeln, Glukosesirup, Zucker sowie eine ganze Reihe von Geschmacksstoffen und Konservierungsstoffen zugegeben. Es ist nicht bestimmbar, welchen Anteil die Backmischungen an der auffälligen Zunahme der Getreideunverträglichkeiten tragen.

Nahrungsmittelgruppen

Kohlenhydrate	Proteine	Fette
Zucker	Fleisch	Öl
Fruchtzucker *(Obst, Fruchtsaft)*	Fisch	Butter
Getreide *(Mehl, Brot, Nudeln)*	Geflügel	Sahne*
Alkohol	Pilze	Avocado
Stärke *(Kartoffeln, Reis, Mais)*		Creme fraiche*
Milch *(und Milchprodukte, die Milchzucker enthalten)*		
Mischprodukte:		
Banane		
Nüsse, Mandeln		
Hülsenfrüchte *(Erbsen, dicke Bohnen, Linsen)*		
Schokolade		

Quark und Käse siehe Milchtabelle

(Seite 66)

* Enthalten eine Kleinstmenge Milchzucker, deshalb nur sparsam mit anderen Kohlenhydratarten verwenden!

Gemüse	Kräuter, Gewürze	Genussmittel
Aubergine Blattspinat Blumenkohl Brokkoli Chinakohl Fenchel Grüne Bohnen Grünkohl Gurke Kohlrabi Mangold Paprika Porree Rettich Rotkohl Rosenkohl Schwarzwurzel Spargel Spinat Spitzkohl Tomate Weißkohl Wirsing Wurzelgemüse Zucchini Zwiebel	Ohne Einschränkung zu verwenden, vor allem frische Kräuter	Kaffee schwarzer Tee grüner Tee *(fast neutral)* Kakao

Milch und Milchprodukte

Enthält keinen oder kaum Milchzucker = neutral	**Enthält Milchzucker** = Kohlenhydrat
Quark	Milch
Hartkäsesorten	Sahne
Mozzarella	Saure Sahne
Emmentaler	Creme fraiche
Edamer	Kondensmilch
Gouda	Buttermilch
Tilsiter	Dickmilch
Butterkäse	Joghurt
Gorgonzola	Kefir
Roquefort	Frischkäse
Kochkäse	Doppelrahmkäse
Limburger	Hüttenkäse
Feta *(Schafskäse)*	Cheddar
Ziegenkäse	Brie
Parmesam *(wenig)*	Camembert
Romadur	Trockenmilchkäse
Schmelzkäse	
Mit einer anderen Kohlenhydratart kombinierbar!	**Nicht** mit einer anderen Kohlenhydratart kombinierbar!

Milch und Milchprodukte

Milch ist ein besonders gut verträgliches Nahrungsmittel, weil der Gehalt an Eiweiß, Fett und Kohlenhydraten ähnlich groß ist. Da Milch, ebenso wie Milchprodukte, die aus Gesamtmolke hergestellt werden, Milchzucker (Laktose) enthalten, sind sie bei der Mischkost mit Rhythmus den Kohlenhydraten und nicht wie sonst üblich den Proteinen zugeordnet. Milchprodukte, die keinen oder kaum Milchzucker enthalten, gelten dagegen bei der Mischkost mit Rhythmus als neutral und dürfen deshalb zusammen mit anderen Kohlenhydraten gegessen werden.

Wenn Sie also Appetit auf ein Käsebrot haben, schauen Sie in die linke Spalte der Milchtabelle. Milchzuckerhaltige Käsesorten essen Sie bitte nur zusammen mit Rohkost oder Gemüse; Fleisch, Fisch oder Ei gehen auch dazu.

Gemüse und Kräuter

Gemüse ist reich an Vitaminen und Mineralstoffen und sollte deshalb reichlich und oft auf den Tisch kommen. Im vegetativen Nervensystem zeigt Gemüse eine neutrale Reaktion. Es ist daher im Allgemeinen gut verträglich und kann mit allen anderen Nahrungsmitteln kombiniert werden. Ein wenig vorsichtig sollten Sie allerdings bei Möhren und Zuckerrüben sein, denn diese Gemüse enthalten verhältnismäßig viel Zucker (Kohlenhydrat!).

Auch bei Kräutern haben Sie grünes Licht. Verwenden Sie diese Vitalstoffspender am besten frisch und so häufig wie möglich!

Die stärkereichen Hülsenfrüchte, also Linsen, alle dicken Bohnen und Erbsen, sind dagegen nicht neutral. Als sogenannte gemischte Produkte enthalten sie auch eine Kohlenhydratart und sollten deshalb nicht mit anderen Kohlenhydraten kombiniert werden.

Obst

Früchte enthalten Zucker und Fruchtzucker, manche auch Stärke (Bananen), außerdem Stabilisatoren wie Fettsäuren oder Salicyl-Säure (der Wirkstoff in Aspirin). In einigen Obstsorten finden sich darüber hinaus Aminosäuren, beispielsweise Tryptophan, das normalerweise beruhigend wirkt, aber auch andere Aminosäuren.

- Essen Sie Früchte als einzelne Mahlzeit, also als eine Zweistundeneinheit, und bleiben Sie möglichst pro Mahlzeit bei einer Obstsorte. Naschen Sie von Früchten wie Weintrauben nicht eine nach der anderen über Stunden hinweg. Gönnen Sie sich lieber eine größere Portion auf einmal, machen Sie dann eine Pause von etwa zwei Stunden. Wenn Sie alle 30 Minuten eine Traube essen, wird jedes Mal eine neue Impulskurve ausgelöst. Damit wird ständig eine neue Insulinausschüttung provoziert, diese Überforderung kann zum Altersdiabetes führen.
- Vermeiden Sie es, das Käsebrot zusammen mit der Banane oder dem Apfel zu essen. Obst allein erzeugt eine hohe Impulskurve.
- Obst können Sie gerne mit fetthaltigen Lebensmitteln kombinieren, wie beispielsweise Käse oder Fleisch, Fisch und Salat mit Öl (dann dürfte kein Brot dabei sein). Quark und Obst ist eine mögliche Kombination. Aber bitte kein Fruchttörtchen oder Fruchtjoghurt oder Müsli mit Obst.

Gemischte Produkte

Zu den sogenannten gemischten Produkten zählen Hülsenfrüchte, also Bohnen, Erbsen und Linsen, außerdem Nüsse, Mandeln und Bananen. Diese Nahrungsmittel sind in ihrer Nährstoffzusammensetzung recht ausgewogen, enthalten dementsprechend auch Kohlenhydrate. Deshalb sollte man sie nicht zusammen mit anderen Kohlenhydratarten verzehren.

- Obwohl dieses Prinzip für Nüsse gilt, bildet Nussschokolade die erfreuliche Ausnahme von der Regel. Das hängt mit der dominanten Wirkung von Schokolade zusammen.

Genussmittel

Kaffee und Tee

Kaffee und Tee regen das zentrale Nervensystem an. Während Kaffee sehr schnell anregt, hat Tee eine lang anhaltende Wirkung – wenn man ihn lange genug ziehen lässt. Das rührt daher, dass das Koffein im Tee langsamer freigesetzt wird.

Kaffee kann aber auch eine gegenteilige Wirkung zeigen: Ab 60 g Kaffee – das entspricht ungefähr einer Menge von drei Tassen – ist der Umschlagpunkt erreicht. Dann macht Kaffee müde, weil das Gehirn die Übererregung ausbremst.

- Für den niedrigen Typ ist Kaffee gut bekömmlich. Trotzdem Vorsicht! Viele Menschen zeigen zwei Stunden nach einer Tasse Kaffee eine starke Sympathikusreaktion. Das bedeutet, dass sie verstärkt hungrig davon werden. Die Folge ist häufig Heißhunger auf Süßigkeiten!
- Der hohe Typ verträgt dagegen grünen Tee besser, dessen nur leicht anregende Wirkung wach macht, ohne das vegetative Nervensystem überzustrapazieren.
- Kaffee oder schwarzer Tee werden in etwa fünf Stunden abgebaut und sollten nach Möglichkeit als Zweistundeneinheit betrachtet, also als einzelne Mahlzeit getrunken werden.
- Kaffee und Kuchen am Nachmittag – wer hat diese Gemütlichkeit nicht gern – sollten eine Ausnahme bleiben! Diese Kombination setzt leicht überflüssige Pfunde an. Man wird danach schnell wieder hungrig. Eine größere Menge Kuchen alleine würde müde machen, der Kaffee macht kurzfristig munter.

Schokolade

Schokolade ist für viele Menschen mehr als ein besonders köstliches Genussmittel: Erwiesenermaßen erhöht Schokolade das Durchhaltevermögen und enthält darüber hinaus Substanzen, die gegen depressive Verstimmungen wirken. Das ist quasi die Schokoladenseite. Andererseits gilt Schokolade als die Kalorienbombe und ist als Dickmacher verrufen. Von daher verzichten viele Schokoladenliebhaber, die auf die schlanke Linie achten müssen, schweren Herzens auf die süße Verführung. Doch wenn man weiß, wie man Schokolade „richtig" isst, setzt sie nicht unbedingt an.

Gönnen Sie sich ruhig ab und zu diesen Genuss, aber als einzelne Mahlzeit! Also nicht jede halbe Stunde einen Riegel naschen – denn dann macht Schokolade tatsächlich dick, sondern eine Portion, und dann ist Schluss für zwei Stunden!

Ein Stückchen als kleine Zwischenmahlzeit gibt kurzfristig viel Energie zum Weiterarbeiten.

Schokolade ist wie eine Kohlenhydratart zu behandeln. Überdeckt in ihrer Wirkstärke weitere Kohlenhydrate. Wenn Sie ein Stück Kuchen unbedingt essen müssen – dann am besten eine Schokoladentorte, bei Eis verhält es sich ähnlich. Frucht-Eis verbirgt mehrere Kohlenhydrate in sich, gegen ein Schokoladen-Eis ist ab und zu nichts einzuwenden.

Möchten Sie mittags auf Schokolade nicht verzichten, essen Sie Fleisch und / oder Fisch mit Gemüse, als Nachspeise Schokolade. Dem niedrigen vegetativen Typ kommt diese Kombination sehr entgegen. Im Vergleich zu Nudeln ist die Schokolade nicht ungesünder.

Die Kakaobohne, aus der Schokolade hergestellt wird, enthält 1,5 – 3 % Theobromin. Theobromin wirkt bronchienerweiternd, entwässernd und steigert die Herzmuskelkraft. Als alleinige Substanz musste Theobromin deshalb in der Pharmakologie wegen zu vieler Nebenwirkungen verworfen werden. In Form von Schokolade ist Theobromin dagegen sehr bekömmlich. In dieser „Verpackung" zeigt das Theobromin quasi als „Nebenwirkung" die positive Wirkung, die man in der Pharmakologie so gern hätte nutzen wollen.

Meinen Beobachtungen zufolge verträgt fast jeder Schokolade gut. Diabetiker haben nach Schokolade keinen sonderlich hohen Anstieg des Blutzuckerspiegels. Täglicher Schokoladengenuss lässt den Cholesterinwert nicht in die Höhe schnellen.

Außergewöhnlich viel Muskelkraft bekommen Multiple Sklerose-Erkrankte nach dem Genuss von Schokolade. Fette aller Arten werden bei dieser Krankheit nicht gut verstoffwechselt, werden aus dem Kopf und Rückenmark abgebaut. So wie Fischölkapseln sich auf das Krankheitsbild positiv auswirken, so können die Fette der Schokolade gut verwertet werden.

Von daher ist auf besonders gute Schokolade zu achten. Schokolade kann aus den Ölen der Kakaobohne hergestellt sein. Es ist in vielen Ländern heutzutage erlaubt, der Schokolade jegliche Fette zuzusetzen. Schauen Sie beim Kauf auf diese Qualitätskriterien! Schokolade erzeugt bei MS-Erkrankten merklich viel mehr Muskelkraft.

Auch bei der Schokolade stellt sich wieder die Frage:
Was wird in Zukunft eine mit minderwertigen Fetten gepanschte Schokolade für dauerhafte Folgen auf unsere Gesundheit zeigen?

Lebensmittel werden ständig verändert und immer neue Geschmacksrichtungen werden künstlich produziert. Doch wie werden unsere Sinne damit fertig?

Getränke

Nichtalkoholische Getränke

Limonaden, Fruchtsaftgetränke und Cola sollten wie Kaffee und schwarzer Tee möglichst als eine eigenständige Mahlzeit angesehen werden. Diese Getränke enthalten Zucker, damit wäre eine Kombination mit Fleisch, Fisch, Käse und Gemüse beispielsweise möglich.

Weltweit nehmen Übergewicht und Diabetes rasant zu. Vorbeugen könnte man auf jeden Fall, indem diese Getränke nicht mehr unmittelbar zu den Hauptmahlzeiten getrunken würden. Einerseits verbergen sie zusätzliche unnötige Kalorien, andererseits kommt meistens zusätzlich eine weitere Kohlenhydratart mit ins Spiel. Ein Obstsaft ist gesund, gegen Cola ist als Nahrungsmittel auch nicht unbedingt etwas einzuwenden (hilft bei Durchfallerkrankungen enorm). Doch der Umgang mit diesen Getränken sollte geändert werden. Sie sollten als einzelne Mahlzeit, als eine Zweistundeneinheit genossen werden.

Alkohol

Gemütlichkeit, Fröhlichkeit, rauschende Feste – was wäre das Leben ohne diese schönen Stunden! Und ohne das eine oder andere Glas Wein oder Bier sind sie für viele Menschen nur halb so schön. Das sollte man sich auch nicht nehmen lassen.

Doch nicht jedem bekommt Alkohol gut! Manche haben zu wenig von dem Enzym, das Alkohol aufspaltet. Die Folge ist, dass manche Menschen ab einer bestimmten Menge erbrechen. Bei Frauen ist die Verträglichkeit von Alkohol vom hormonellen Zyklus abhängig. Männer vertragen Alkohol besser, da sie einen ausgeglicheneren Hormonspiegel haben. Es hängt aber auch von der Stimmung ab, wie man Alkohol verträgt.

Alkohol zeigt in der Regel eine kohlenhydratspezifische Impulskurve, wirkt also auf den Parasympathikus und sorgt somit für Belebung und Entspannung. Alkohol wird in der Regel Schluck für Schluck getrunken, setzt dadurch ständig wieder neue Impulse. Dadurch schlägt die anregende Wirkung irgendwann um. Dann macht Alkohol müde – übrigens auch Männer, die eine „bestimmte Aktivität" planen, denn auch diese körperliche Funktion ist eine des Parasympathikus. Die Folge dieses Zustandes ist Hunger oder Weitertrinken, beides lässt die Waage am nächsten Tag ausschlagen.

Zuviel Alkohol macht dem Körper Stress, der Sympathikus ist stark beansprucht. Dieser Zustand lässt einen angetrunkenen Menschen schlecht schlafen, morgens erwacht er mit einem Kater.

Wein über mehrere Stunden genossen führt bei manchen Menschen zu aggressiven Wutausbrüchen – das Gehirn wird ständig mit Reizen überflutet.

Nun müssen Sie aber fortan nicht abstinent leben. Beherzigen Sie bei Einladungen folgende Tipps, damit Alkoholgenuss ohne Reue bleibt:

(Zu diesem Kapitel Alkohol kamen viele Protestbriefe – für mich ein Zeichen, wie schwierig es heute geworden ist, mit Genussmitteln umzugehen).

- Wer täglich ein Gläschen Wein oder Bier am Abend trinkt, kann es auch weiterhin tun, am besten zwei Stunden nach dem Abendessen. Machen Sie aber immer mindestens 1 Stunde Pause zwischen den Gläsern, sollten Sie mehrere trinken wollen. Mehr als 0,25 Liter Wein täglich bergen ein Gesundheitsrisiko in sich.
- Jederzeit kann zum Alkohol Fleisch, Fisch, Käse, Ei und Gemüse gegessen werden. Eine Stunde nach dem Wein kann auf eine andere Kohlenhydratart gewechselt werden.
- Vermeiden Sie den gleichzeitigen Genuss einer weiteren Kohlenhydratart zum Alkohol.

  Alkohol wird, weil es sich hier um einem toxischen Stoff handelt, zuerst abgebaut.

- Man schläft besser, wenn man die über Nacht sich einstellende Sympathikuswirkung vor dem Schlafengehen mit ein wenig Brot oder Schokolade auffängt.
- Bei einem Vier-Gänge-Menü sind Sie meistens verloren. Aber das darf auch einmal sein. Sie können sich bemühen, dass nur jeder zweite Gang eine Kohlenhydratart enthält.

Zwei Gläser Rotwein enthalten ca. 30 mg Salicylsäure (Wirkstoff Aspirin), die der Verklumpung des Blutes entgegenwirkt. Daher kommt die bekannte Feststellung, dass Rotwein einem Herzinfarkt vorbeugt. Weißwein hat übrigens den gleichen Effekt.

Diese Kostform muss keine Patentlösungen für Feste liefern, sie soll Ihnen helfen, sich im Alltag gesund und besser zu fühlen. Thomas Mann sagte: „Radikale Askese, das bedeutet immer und überall nur Charakterschwäche."

Eine neue Sicht auf die Ernährung – auf einen Blick

1. ***Nahrungsmittel enthalten nicht nur Bausteine, die der Körper zur Regeneration und Energieversorgung braucht, sondern sie haben auch eine unmittelbare Wirkung auf unser Gehirn und unseren Körper. Sie sind nicht nur eine statische Größe sondern auch eine physikalische – sie setzen etwas in Bewegung.***

Sie haben Herzrasen, eine hohe Pulsfrequenz, nehmen ein Stück Zucker und das Herzrasen legt sich wieder. Ein Stück Zucker hat dieses bewirkt!

2. ***Eine neue Kostform, die nicht nur auf die Bausteine ausgerichtet ist (gesunde Ernährung), sondern eben auch berücksichtigt, was Nahrungsmittel in Bewegung setzen, zu welchem Zeitpunkt sie besonders gut auf den Körper wirken.***

Sie könnten alle lebenswichtigen und gesunden Nahrungsmittel in eine Mahlzeit stopfen - doch wie würden Sie sich wohl danach fühlen?

3. ***50 % der Menschen leiden unter Nahrungsmittelunverträglichkeiten. Diese können im Kohlenhydratbereich, aber auch im Fettbereich oder im Proteinbereich liegen. Genau diese Nahrungsmittelunverträglichkeiten führen langfristig zu vegetativen Störungen und Krankheiten.***

Hätten Sie gedacht, dass Getreide oder Zucker der Auslöser für einen Migräneanfall sein können? Oder dass Getreide einen Heuschnupfenanfall auslösen kann?

4

4. *In einer Zeit, in der Light-Produkte, Diäten und diverse einseitig ausgerichtete Ernährungsansätze Hochkonjunktur haben, möchte ich ein neues Ernährungsprinzip vorstellen, bei dem es nicht nur auf das Was sondern auch auf das Wann ankommt.*
Menschen sind nicht alle gleich. Es gibt dementsprechend auch unterschiedliche Wege gesund zu werden oder Gewicht zu verlieren.
Kleinste Nahrungsmittelmengen können häufig Medikamente einsparen helfen. Erleben Sie wie eine Krume Brot oder ein Teelöffel Öl ein Sättigungsgefühl hervorrufen kann. Mit wenig kann viel erreicht werden!

5

5. *Eine Sinnesqualität ist messbar geworden – die des Geschmacks!*
Langjährige Beobachtungen von Nahrungsmittelwirkungen, getestet anhand von Speicheluntersuchungen, haben es möglich gemacht, Aussagen über die Wirkung von Nahrungsmitteln im Gehirn und über die Auswirkungen auf das vegetative Nervensystem zu treffen.
Sind die durch Nahrungsmittel ausgelösten Impulskurven Informationen der jeweiligen Gene eines Menschen?
Sind Impulsmuster die Reaktion, die Gene nach Kontakt mit einem Nahrungsmittel individuell auslösen?
Erstaunlicherweise sind diese Ablesungen (Impulsmuster) veränderbar – und damit auch die Störungen und Beschwerden, die sie im Körper auslösen.
Welche enorme Wichtigkeit bekäme dann unsere Ernährung und der Umgang mit Nahrungsmitteln!

Ernährungs-

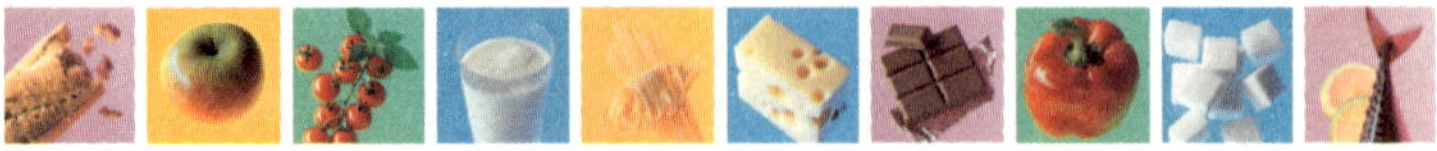

Gewohnheiten einmal anders beleuchtet

Die Empfehlung, alle zwei Stunden etwas zu essen oder zu trinken, kommt nicht von ungefähr. Es scheint physiologisch vorgegeben zu sein, dass der Mensch etwa alle zwei Stunden Hunger, zumindest Appetit bekommt. Schon beim Säugling entdeckt man den Zweistundenrhythmus.

Richtig essen: Die Weichen werden früh gestellt

So strapaziös es für die Mutter sein mag, mehrmals in der Nacht aufzustehen und ihrem Kind die Brust oder die Flasche zu geben, doch wenn das Baby schreit, weil es Hunger oder Durst hat, reagiert es auf ein Körpergefühl.

Die Natur hat es perfekt eingerichtet, dass ein Neugeborenes mit Nahrung versorgt wird, die sein vegetatives Nervensystem von Anfang an ins Gleichgewicht bringt. Denn wie wir gesehen haben, ist Milch aufgrund ihrer ausgewogenen Nährstoffzusammensetzung ein besonders verträgliches Nahrungsmittel. Wird der Säugling nach der Geburt mit Muttermilch versorgt, die sogar ein wenig mehr Fett enthält als Kuhmilch, stabilisiert sich dadurch das vegetative System noch etwas mehr. Stillkinder sind meist ruhiger, schlafen besser und wachen nachts nicht so häufig auf wie Flaschenkinder.

Später wird die Nahrungspalette dann um Kuhmilch erweitert, es kommen Bananen, geriebene Äpfel, Gemüsebrei, Kartoffeln, Butter usw. hinzu. Systematisch lernen der Säugling und das Kleinkind die Wirkungen der einzelnen Nahrungsmittel kennen.

Diese Nahrungsmittelwirkungen werden im Gehirn gespeichert!

Irgendwann kann ein Kleinkind seine Bedürfnisse äußern und verlangt dann, wenn es Hunger hat, nach speziellen

Nahrungsmitteln. Ich denke, dass es sehr wichtig ist, auf derartige Bedürfnisse eines Kindes einzugehen. Kinder fangen früh an zu spüren, welches Essen ihnen gut tut. Wenn ein Kind ganz offensichtlich eine Mahlzeit nicht mag, sollte es nicht gezwungen werden, trotzdem zu essen. Das Kind soll ja lernen, seinen Appetit zu registrieren, dieses Körpersignal bewusst wahrzunehmen.
Ebenso sollte man nicht darauf bestehen, dass es seinen Teller leer ist. Besser lädt man den Teller erst gar nicht so voll, denn das Kind soll ebenfalls frühzeitig lernen, das Maß und die Menge an Nahrung, die ein Wohlgefühl erzeugt, selbst zu bestimmen.

Diese frühen Codierungen behält man ein Leben lang.

Wenn einem Menschen allerdings als Kind beigebracht wurde, dass beispielsweise Milch ungesund sei, er als Erwachsener aber trotzdem Appetit darauf hat, so sollte er eher seinem inneren Bedürfnis folgen und trotzdem Milch trinken. Denn der Appetit steuert das innere Gleichgewicht. Das gilt ein Leben lang.
Im Alter verringert sich lediglich die Anzahl der reagierenden Geschmacksknospen.

Vom frühzeitigen richtigen Umgang mit Nahrungsmitteln hängt viel ab, denn dadurch kann der Grundstein für ein lebenslang ausgeglichenes vegetatives System gelegt und damit die Basis für Wohlgefühl und Leistungsfähigkeit geschaffen werden.

Säuglingsnahrung

Die Palette an Fertigprodukten für Babykost, die im Supermarkt und in der Drogerie angeboten wird, ist riesig. Mütter und Väter haben es dadurch in der heutigen Zeit viel leichter, ihren Nachwuchs mit kindgerechter Nahrung zu versorgen. Sie müssen nicht mehr in der Küche stehen und Äpfel reiben, Bananen zu Mus zerdrücken, Kartoffeln und Gemüse kochen und klein schneiden. In ein paar Minuten ist ein Gläschen aufgewärmt. Grundsätzlich sind die angebotenen Produkte von hervorragender Qualität, denn es werden vorwiegend Nahrungsmittel aus biologischem Anbau verwendet. Auf jeden Fall ist die behördliche Nahrungsmittelkontrolle garantiert sehr aufmerksam.

Schauen Sie aber in jedem Fall die Angaben auf der Verpackung genau an. Sollten Sie nach meinem Ernährungsprinzip leben wollen, so werden Sie feststellen, nicht alle Produkte enthalten nur eine Kohlenhydratart. Somit sind die Kriterien meines Ernährungsprinzips nicht erfüllt. Kinder nehmen die einzelnen Lebensmittel nicht wahr, nehmen schneller und leichter durch Kohlenhydratmischungen zu, die Bauchspeicheldrüse ist frühzeitig zu stark gefordert. Dauert diese Ernährungsweise an, besteht die Gefahr, dass sich daraus frühzeitig ein Altersdiabetes entwickelt.

Auch können schon beim Säugling viel zu viele Fettzellen angelegt und damit die Grundlage für Übergewicht geschaffen werden.

Häufig geben Eltern ihrem Kind viel zu früh Breikost, oft mit dem Hintergedanken, dass es dann satt ist und länger ruhig bleibt. Alle zwei Stunden ein Kind zu versorgen, ist anstrengend. Breikost macht sicherlich müder im Gegensatz zu einer Obstmahlzeit oder Milchmahlzeit. Breikost, sprich mehrere Kohlenhydrate in einer Mahlzeit, führen sicherlich dazu, dass vermehrt Fettzellen aufgebaut werden.

„Trainieren" Sie also bereits frühzeitig das Essverhalten Ihres Kindes, damit es die Fettzellen nicht in die Wiege gelegt bekommt und damit das vegetative Nervensystem, dass sich beim Säugling noch im Gleichgewicht befindet, im Lot bleibt. Da der Zweistundenrhythmus beim Essen physiologisch vorgegeben ist, bekommt Ihr Kind etwa alle zwei Stunden Hunger und verlangt nach Nahrung. Geben Sie ihm zwischendurch ein paar Löffel geriebenen Apfel oder ein Stück Banane. So wird der Zweistundenrhythmus eingehalten – und das Kind fühlt sich wohl. Für später ist das insofern wichtig, als der ständige Heißhunger auf etwas Süßes gar nicht erst aufkommt. Außerdem sind dann die Wahrnehmung und die Lernfähigkeit besser. Ein Faktor, warum kleine Kinder häufig schreien und nörgeln, hat sicherlich mit dem durch Nahrungsmittel, vor allem Süßigkeiten und süßen Getränken, überbelasteten vegetativen Nervensystem zu tun. Bekommen Kinder nach einer Mahlzeit zu schnell wieder Appetit – dann sind gewisse Nahrungsmittelkombinationen nicht ideal für sie gewesen.

Tipp:

Viele Eltern geben ihrem Baby spätabends oder nachts Tees mit Zucker oder Fruchtsaftgetränke zu trinken, damit es besser schlafen kann oder durchschläft. Unter Umständen wird das Kind von den Kohlenhydraten aber munter statt ruhiger. Geben Sie ihm besser Mineralwasser oder ungezuckerten Fencheltee.

Aufgefallen ist mir, dass jüngere Menschen viel häufiger veränderte Speichelmengenkurven aufweisen als ältere. Parallel dazu steigt die Zahl Betroffener mit Nahrungsmittelunverträglichkeiten, Allergien, Hautekzemen, allergischem Asthma, hypermotorischen Kindern, Übergewicht und Altersdiabetes an.

Was hat sich verändert? Mit Sicherheit die Nahrungsmittelzusammensetzungen, aber auch schon die Codierungsphase der Säuglinge und Kleinkinder, praktisch der Umgang mit Nahrungsmitteln ist ein anderer geworden.
Regelrechte Codierungen garantieren ein sich Wohlfühlen und Gesundheit.

Schulfrühstück und Schulkost

Die Klagen der Lehrer über müde, unruhige und unkonzentrierte Schüler werden seit Jahren immer lauter. Viele Kinder können nicht mehr still sitzen, wippen ständig mit dem Stuhl und stören den Unterrricht – besonders auffällig ist dies in der ersten Schulstunde. Häufig hat dieses Verhalten damit zu tun, dass Kinder einfach überfordert sind – durch belastende Familienverhältnisse, stundenlanges Fernsehen, häufig bis in den späten Abend, mangelnde Bewegung und fehlende Möglichkeiten zum Austoben.

Manchmal liegt es aber „nur" am falschen Frühstück!
Jeder Tag ist ein Neubeginn – auch für das vegetative System. Über Nacht, innerhalb von zehn Stunden, sind die Nahrungsmittelimpulse wieder abgebaut. Und damit besteht an jedem Tag die neue Chance, ihn im vegetativen Gleichgewicht zu beginnen. Dem Frühstück als Neustart in den Tag kommt deshalb eine große Bedeutung zu, ganz besonders beim Schulkind, dem in den folgenden Stunden hohe Konzentrations- und Lernfähigkeit abverlangt wird.

Das in der Werbung als so gesund gepriesene Kinderfrühstück aus Cornflakes mit Milch und Zucker erweist sich hier als keineswegs optimal: Wenn Getreideprodukte wie Maisflocken mit Zucker und Milch kombiniert werden, aktiviert dieser Kohlenhydratmix den Parasympathikus zu stark.

Bei einem Kind vom hohen Typ wird das vegetative System durch ein Frühstück mit mehreren Kohlenhydratarten schnell bis zum Anschlag überreizt. Die Folge ist entweder Unruhe und Zappeligkeit (das Kind möchte sich bewegen) oder Aggressivität. Ein Kind vom hohen Typ sollte zum Frühstück am besten Eier mit Schinken oder ein Wurst- oder Käsebrot bekommen, auf jeden Fall keine Cornflakes und nichts Süßes.

Ein Kind vom niedrigen Typ wird wie der Mitteltyp durch viele Kohlenhydrate einfach müde. Diese Kinder brauchen morgens etwas Süßes, beispielsweise eine Tasse Kakao, oder Quark mit Honig oder Marmelade oder Obst. Manchmal sind sie auch mit einem Käsebrot zufrieden.

Prinzipiell ist das Frühstück mit einem Glas Milch und einem Stück Obst dazu eine ungünstige Kombination für Schulkinder. Denn auch hier werden mehrere Kohlenhydratarten zusammen verspeist. Besser ist ein Butterbrot mit Käse, Quark oder Schinken und dazu Mineralwasser oder auch nur ein Glas Milch oder Kakao oder lediglich eine Frucht oder ein Fruchtsaft - je nachdem wie groß der Hunger ist und worauf das Kind morgens Appetit hat.
Zwei Stunden später in der Pause und dann nach der vierten Schulstunde sollten wieder Milch oder Kakao oder Obst oder ein belegtes Brot auf dem Stundenplan stehen und der Konzentration neuen Schub geben. Falls ihr Kind ein Gemüsefan ist, es gibt hier keine Beschränkung, zu jeder Mahlzeit kann Gemüse gegessen werden.

Außerdem lässt sich über diesen regelmäßigen Rhythmus der Kohlenhydratzufuhr der Süßigkeitenkonsum am besten auf ein vernünftiges Maß reduzieren.

Da in vielen Familien beide Elternteile berufstätig sind und deshalb häufig kein gemeinsames Mittagessen mehr stattfindet, bleiben viele Kinder im weiteren Tagesablauf auch in Punkto Ernährung sich selbst überlassen. Der Essensrhythmus gerät dann zwangsläufig durcheinander und das vegetative System aus dem Gleichgewicht. Viele Kinder sind mittags auf Kantinenkost angewiesen, Ganztagsschulen nehmen immer mehr zu. Hungrig stürzen die Schüler sich auf alle Gerichte und sind dabei extrem von der Kochkunst und Qualität der Küche abhängig. Träge vom Mittagessen werden die Kinder häufig gleich danach an die Hausarbeiten gejagt. Viele putschen sich dann mit Cola wieder wach.

Doch schon mit einem optimal zusammengestellten Frühstück und mit einer vernünftigen Ernährung während der Schulstunden kann viel für die Gesundheit unserer Kinder getan werden. In vielen Schulen gibt es darüber hinaus Bemühungen, mit einem gemeinsamen Schulfrühstück und durch Aufklärung über gesunde Ernährung einen Beitrag dazu zu leisten. Lobenswert ist ebenfalls, dass als Pausengetränk häufig nur Milch oder Kakao und nicht Limonade oder Cola angeboten werden

Was Eltern beachten sollten

- Auch bei Schulkindern sollte der Zweistundenrhythmus eingehalten werden. Das Gleichgewicht des vegetativen Nervensystems wird schon durch einen Keks, durch ein Bonbon oder ein Glas Limonade zwischendurch gestört. Bereits Kleinstmengen an Nahrungsmitteln erzeugen Impulskurven, geben den erneuten Kick für eine Insulinausschüttung. Befindlichkeitsstörungen aller Art sind die Folge. Manche Kinder bekommen genau nach diesem Glas Limonade Bauchschmerzen, Kopfschmerzen oder die Haut fängt an zu jucken.
- Geben Sie Ihrem Kind vor dem Essen nicht unbedingt Limonade oder Cola zu trinken, denn dann hat es später keinen Hunger. Die zuckersüßen Getränke sind höchstens als eine eigenständige Mahlzeit zwei Stunden nach dem jeweils letzten Essen gestattet und sollten dann als eine Portion und nicht schluckweise über einen längeren Zeitraum getrunken werden. Zum Durstlöschen zwischendurch sollte Ihr Kind Mineralwasser trinken oder Kräutertees; gewöhnen Sie es schon frühzeitig daran.
- Kinder können bereits eine hohe Speichelproduktion aufweisen und damit den Hinweis auf einen hohen Typ mit Überaktivität des Parasympathikus geben. Nächtliches aufwachen, Heuschnupfen oder wenn Hitze nicht gut vertragen wird, können ebenfalls Anzeichen für einen hohen Typ sein. Achten Sie außerdem einmal auf das natürliche Essverhalten. Den Zugriff auf fettige und salzige Lebensmittel sollte man nicht unterbinden.

Familie und Ernährung

Es geht beileibe nicht immer harmonisch in einer Familie zu. Ein Grund kann sein, dass Menschen mit unterschiedlichem vegetativen Systemen auf engem Raum miteinander auskommen müssen.

Es fängt schon damit an, dass der eine morgens hellwach ist und munter herumspringt, der andere Schwierigkeiten hat, die Augen aufzukriegen, und nur schleppend in die Gänge kommt. Einer braucht morgens lediglich eine schnelle Tasse Kaffee, der Nächste hat Appetit auf ein deftiges Frühstück wie Eier und Speck. Ein Kind möchte Kakao trinken oder Cornflakes essen, ein anderes hat nach dem Aufstehen überhaupt keinen Hunger und steckt sich für später eine Banane in die Schultasche. Das Chaos ist schon am Morgen perfekt, und für denjenigen, der das alles organisieren soll, beginnt der Tag mit einer gehörigem Portion Stress.

Das gemeinsame Mittag- oder Abendessen kann für den Koch oder die Köchin ebenso zu einem Problem werden. Wie häufig schmeckt es den anderen nicht. Das liegt nicht immer an mangelnden Kochkünsten, sondern oft an der Essensauswahl. Denn wer das Essen auf den Tisch bringt, hat die Nahrungsmittel seinem Appetit entsprechend ausgesucht und zubereitet. Die Folge ist, dass der Erste sich vor allem an die Nachspeise hält, der Zweite das Fleisch vorzieht und der Dritte sich auf die Nudeln stürzt.

Es wird wohl wenige Familien geben, in denen alle dieselben Bedürfnisse beim Essen haben. Und wenn tatsächlich ein Gericht, beispielsweise Nudeln mit Tomatensauce, die gemeinsame

Leibspeise ist, so kann man es schließlich nicht jeden Tag auf den Tisch bringen. Stellen Sie sich einmal vor, jeder würde ein individuelles Gericht fordern. Das kommt in manchen Familien vor.

Wäre es da nicht optimal, die Bedürfnisse aller in einer Mahlzeit unter einen Hut zu bringen?

Das innere Gleichgewicht jedes einzelnen Familienmitgliedes ist eine Voraussetzung, um sich miteinander wohl zu fühlen. Wenn bei Tisch individuell geeignete Kost serviert wird, ist die Atmosphäre sicherlich harmonischer, möglicherweise läuft sogar mancher Krach weniger heftig ab.

Wird jedoch in einer Familie ein Dogma aufgestellt, beispielsweise nur vegetarisch zu essen, dann treibt es manche Familienmitglieder an die (Fleisch-) Töpfe außer Haus. Verbietet man Kindern zu Hause grundsätzlich Süßigkeiten, dann schlagen sie häufig bei anderen Gelegenheiten, etwa dem Kindergeburtstag bei Freunden, über die Stränge und futtern Süßes, bis ihnen schlecht wird.
Auch hier trifft zu: Liebe geht durch den Magen! Der Verstand darf den Appetit nicht in die Knie zwingen. Die Currywurst und den Schokokuss darf man sich (und anderen Familienmitgliedern) ruhig ab und zu einmal gönnen!

Richtiges Essen ist wichtig, und richtig zu kochen muss weder umständlich noch teuer sein. Einfache Gerichte sind auch schnell zubereitet, auch wenn einige meinen dafür keine Zeit zu haben!

Ernährung am Arbeitsplatz

Die Arbeitswelt hat sich in den vergangenen Jahrzehnten rasant verändert. Mit den enorm gestiegenen Anforderungen im Beruf hat sich auch die Belastung der Menschen am Arbeitsplatz stark erhöht. Das Wort Stress ist heute in aller Munde. Wenn ständiger Termindruck oder permanente Reizüberflutung an einem technisch „hochgerüsteten" Arbeitsplatz an der Tagesordnung sind und möglicherweise noch Mobbing die Atmosphäre vergiftet, geraten viele Menschen in Dauerstress – mit allen negativen Konsequenzen.
Verändert haben sich aber auch die Arbeitszeiten und demzufolge das Essverhalten am Arbeitsplatz, denn Maschinen und Abwicklungsprozesse müssen lückenlos weiterlaufen. Auf notwendige Ruhe- und Essenspausen kann der Einzelne häufig keinen Einfluss nehmen.
Dabei braucht gerade ein Mensch, der über Stunden im Vollbesitz seiner körperlichen Kräfte bleiben muss, Energie und durchgehende Konzentrationsfähigkeit. Dies lässt sich am besten dadurch erreichen, dass das vegetative Nervensystem im Gleichgewicht gehalten wird.

Anstrengung und Stress wirken auf den Sympathikus. Führt man dem Körper in regelmäßigen Abständen eine Kohlenhydratart zu, kann das Stressempfinden abgemildert werden. Dazu reicht es schon, alle zwei Stunden eine kleine Zwischenmahlzeit einzunehmen. Das kann eine Tasse Kaffee oder Tee mit Milch oder Zucker, ein Glas Milch oder Obstsaft sein, ebenso eine Frucht. Wird über Stunden gar nichts gegessen oder getrunken, baut

sich sehr viel Stresshormon auf. Wenn Sie abends noch lange wach liegen und nicht einschlafen können, sind das erste Anzeichen dafür, dass Sie etwas ändern müssen.
In vielen Betrieben ist es heute üblich, dass die Mitarbeiter an Ihrem Platz versorgt werden. Ein Teewagen mit Snacks und Getränken macht die Runde durch die Abteilungen. So kann kontinuierlich weitergearbeitet werden, und die Konzentration bleibt erhalten. Diese Form der „Mitarbeiterpflege" wäre gerade auch für Menschen wichtig, die beispielsweise am Fließband arbeiten. Wenn sie regelmäßig zwischendurch eine Kleinigkeit essen könnten, ginge nicht nur die Arbeit leichter von der Hand, sondern es ließe sich auch so manche Panne vermeiden, die in erster Linie dem Mangel an Aufmerksamkeit, Wachsamkeit und Konzentration zuzuschreiben ist.
Wer keine Gelegenheit hat, am Arbeitsplatz eine Zwischenmahlzeit einzunehmen, sollte sich morgens einen Imbiss in die Tasche stecken, um selbst für regelmäßigen Energienachschub und damit für Wohlbefinden zu sorgen. Wenn nämlich als nächste Mahlzeit nach dem morgendlichen Frühstück erst wieder das Mittagessen in der Kantine den Magen füllt und dann nach langer Essenspause so richtig zugeschlagen wird, stellen sich kurz nach dem Essen Müdigkeit und Erschöpfung ein – der Leistungsabfall ist vorprogrammiert.
Auch für Menschen, die ihre Arbeitszeit hinter dem Steuer eines Autos verbringen, ist das Ernährungsprinzip hilfreich – und trägt zur Unfallverhütung bei. Isst der Wagenlenker lange Zeit nichts, sinkt seine Aufmerksamkeit. Nascht er ständig, kommt Müdigkeit auf. Beides kann im Straßenverkehr tödlich sein!

Wenn unterschiedliche vegetative Systeme zusammenkommen:

- Bei Tagungen, Seminaren, Betriebsausflügen oder anderen Veranstaltungen, bei denen auch für das leibliche Wohl der Teilnehmer gesorgt werden muss, haben es die Organisatoren mit ganz unterschiedlichen Menschen zu tun – nicht zuletzt hinsichtlich der vegetativen Typen.
  Sie sollten deshalb bedenken, dass der eine zwischendurch etwas Salziges braucht, der andere dagegen Appetit auf etwas Süßes bekommt, und dementsprechend unterschiedliche Imbisse anbieten. Die Palette der Getränke sollte Kaffee, schwarzen und grünen Tee, Kakao sowie Fruchtsaftgetränke und natürlich reichlich Mineralwasser umfassen.
  Trotz vielfältigem Angebot kann es passieren, dass einzelne Personen einfach falsche Nahrungsmittelkombinationen gewählt haben, weil sie beispielsweise von allem probieren wollten. Dann liefern Kohlenhydratmischungen keinen Energieschub, sondern genau das Gegenteil davon.
- Vor allem wenn geistige Leistungsfähigkeit gefordert ist, sollte der Zweistundenrhythmus von vornherein eingeplant werden. Wenn man alle zwei Stunden eine Kleinigkeit isst oder trinkt, können die grauen Zellen effektiver arbeiten, Wissensstoff kann besser aufgenommen werden.
  Möchte man bei einem Vortrag unbedingt die Aufmerksamkeit aller Zuhörer auch nach zwei Stunden noch behalten, sollte beispielsweise nur ein Saft zwischendurch gereicht werden.
- In Arbeitsgruppen ist es übrigens durchaus von Vorteil, wenn Menschen unterschiedlichen vegetativen Typs zusammenarbeiten: Der hohe Typ bringt eine enorme Wahrnehmungsfähigkeit ein, der niedrige Typ kann Zusammenhänge besser verknüpfen. Der hohe Typ verausgabt sich bei Höchstleistung schnell, kann gut mit einem kleinen Dauerstresspegel umgehen. Der niedrige Typ braucht eher die Harmonie und ist zu kontinuierlichen Leistungen fähig.

Generell tragen alle Menschen die ganze Bandbreite von Eigenschaften in sich, nur ist die Tendenz in die eine oder andere Richtung unterschiedlich stark ausgeprägt und deshalb individuell auffällig.

Auch die Urlaubsentspannung und -wahl kann etwas mit Ernährung zu tun haben!

Die schönste Zeit des Jahres kann schon bei der Planung im Konflikt landen und so die Vorfreude zunichte machen – wenn man sich über das Urlaubsziel oder die Gestaltung der Ferienwochen einfach nicht einig wird.

Und das soll etwas mit dem vegetativen Nervensystem zu tun haben?
Es hat mit der Unterschiedlichkeit von uns Menschen zu tun, und diese Unterschiedlichkeit hängt nun einmal auch vom vegetativen System des Einzelnen ab!

Der niedrige vegetative Typ hat es lieber warm, während der hohe Typ gut mit Kälte umgehen kann. Menschen, die Wärme lieben, zieht es auch im Urlaub in die Sonne. Wer es dagegen lieber kühl mag, fühlt sich auch im Urlaub in kühleren Regionen wohler – natürlich soll dort auch die Sonne scheinen, denn Licht brauchen wir schließlich alle.
Der Mensch empfindet sich über den Körper. Fühlt er sich körperlich wohl und ausgeglichen, beginnt auch seine geistige Freiheit und das Gefühl, das man unter Erholung versteht.
Die richtige Ernährung, eine entsprechende Temperatur, eine angenehme Lichteinstrahlung, keine zu hohe Lautstärke, kein kratziger Pullover – das sind körperliche Ziele, die meistens primär erreicht werden müssen.

Auch der Bewegungsdrang der Menschen ist unterschiedlich: Der hohe Typ ist eher abenteuerlustig und wird Erholung bei einem Aktivurlaub mit Bersteigen, Surfen oder Kanufahren finden. Der niedrige vegetative Typ kann sich dagegen herrlich entspannen, wenn er einige Tage lesend auf einer Liege in der Sonne verbringt.
Er wird sich dabei nicht langweilen, sondern im Gegenteil extrem gereizt fühlen, wenn er vom hohen Typ ständig zu irgendwelchen Aktivitäten animiert wird.
Der hohe Typ ist in der Regel ein Frühaufsteher und sollte seinen Partner in den ersten Tagen sicherlich ein morgendliches Ausschlafen gönnen. Dafür werden die Abende beim niedrigen Typ immer länger. In der Jugend haben alle viel Kraft. Je älter ein Mensch wird, desto ausgeprägter entwickeln sich die sogenannten „Charaktereigenschaften". Es verändern sich vegetative Zustände, die zusätzlich wieder ausgeglichen werden müssen. Das bedeutet, wir werden alle ein wenig spezieller und nicht einfacher im Alter.

Augrund der Unterschiedlichkeit sollte nun aber kein Rückschluss gezogen werden, dass der hohe und niedrige Typ keine Kandidaten für einen gemeinsamen Urlaub sind. Jeder Typ baut den Anfangsstress zwar verschieden ab, doch nach einigen Tagen finden beide eine gemeinsame Wellenlänge. Wie gesagt, jeder Mensch hat alle „vegetativen Zustände" in sich. Wenn man sich das bewusst macht, fällt es leichter, den anderen zu akzeptieren. Und das ist die beste Basis, um die schönen Wochen des Jahres auch gemeinsam voll und ganz zu genießen.

Nahrung

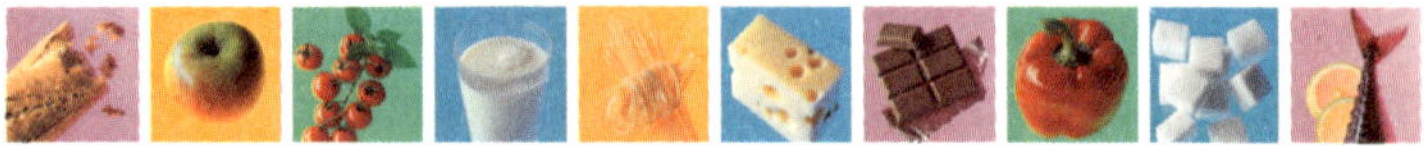

statt
Medikamente

Wenn man weiß, wie Nahrungsmittel wirken, kann man sie gezielt gegen Störungen und Krankheiten einsetzen. Dabei ist nur wichtig zu wissen, welchem vegetativen Typ man angehört. Die gleiche Störung oder Krankheit kommt bei beiden vegetativen Typen vor. Dementsprechend unterscheidet sich nur die Therapierichtung; man muss die gleiche Krankheit mit unterschiedlichen Nahrungsmitteln lindern oder heilen.

Die Rangordnung der Wirkstoffe auf Rezeptoren im Körper

Im Gehirn wie auch im Körper gibt es unzählige Rezeptoren. Rezeptorenknotenpunkte sind Andock- und Umschaltstellen. Vereinfacht könnte man sagen, es sind Orte, in denen Chemie in Physik übersetzt wird und wo Informationssysteme in Gang gesetzt werden.

Die Rangordnung der Substanzen, die an Rezeptoren wirken:

Neurotransmitter (im Gehirn)
Hormone
Medikamente
Koffein, Nikotin
Nahrungsmittel

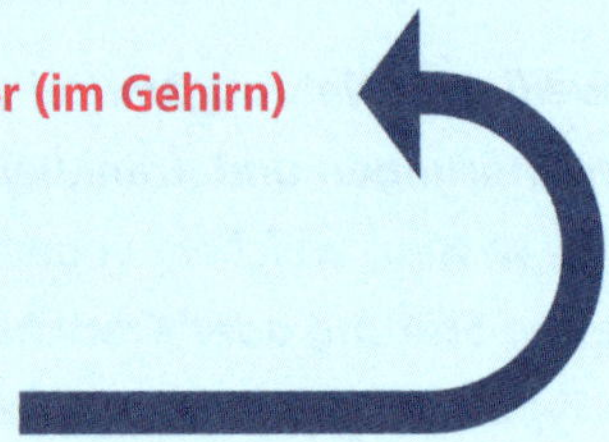

Alles was wir sehen, hören, riechen und schmecken wird über die Hirnnerven direkt dem Gehirn gemeldet. Somit haben auch Nahrungsmittel einen direkten Zugang auf die Neurotransmitter, auf die Überträgersubstanzen an den Nervenkotenpunkten. Diese wiederum steuern unsere Körperfunktionen. Diese Macht der Nahrungsmittel ist Ihnen sicherlich bis heute nicht bewusst gewesen!
Von daher sollten wir alle mit unserer Ernährung sehr viel sorgfältiger umgehen!
Betrachtet man diese hierarchische Ordnung, dann ist Anti-Aging nichts anderes, als das vegetative Nervensystem auf hormoneller

Ebene im Gleichgewicht zu halten. Das können wir mit einer vernünftigen Ernährung, dem jeweiligen vegetativen Typ angepasst, eigentlich viel besser!
Das menschliche Bestreben ist darauf ausgerichtet, das vegetative System stets wieder ins Lot zu bringen, damit alle Körperfunktionen reibungslos ablaufen und der Körper beispielsweise nicht durch Schmerzen oder Juckreiz gespürt wird.

Viele Körperfunktionen sind über kleine Nahrungsmittelgaben beeinflussbar. Mit wenig kann man viel erreichen. Wenn man weiß, wie Nahrungsmittel auf die Neurotransmitter wirken, können diese gezielt therapeutisch eingesetzt werden.

Asthma ist nicht gleich Asthma

So wie ein Vogel nicht gleich Vogel sein muss, es also unter den Vögeln verschiedene Arten gibt, so verhält es sich auch mit verschiedenen Störungen und Krankheiten.
Es gibt Parkinsonerkrankte vom vegetativ niedrigen Typ wie auch vom vegetativ hohen Typ, Multiple Skleroseerkrankte vom hohen wie vom niedrigen Typ.
Es gibt die Migräne, die aus einer gefäßerweiternden Veränderung (hoher Typ) entsteht, aber auch eine Form, die aus einer gefäßverengenden Veränderung (niedriger Typ) hervorgeht.

So kann ein Kopfschmerz, ein Hautjucken oder das Augentränen vegetativ unterschiedlich begründet sein. Die logische Folgerung ist, dass es auch unterschiedliche Wege für die Beseitigung der Störungen geben muss. So kann es nachvollzogen werden, wenn Medikamente bei einigen Patienten Nebenwirkungen erzeugen und bei anderen nicht. Beschwerden sind Anzeichen eines vegetativen Ungleichgewichts..

Appetit ist Appetit – doch er entspringt unterschiedlichen physiologischen Zwängen. So kann man Übergewicht bei Menschen auch nie auf die gleiche Art und Weise den Kampf ansagen.

Auf den folgenden Seiten sind verschiedene Störungen und Krankheiten beschrieben und es werden mögliche Anleitungen gegeben, wie mit Nahrungsmittelreizen das vegetative System wieder ins Lot gebracht – und wie mit wenig viel erreicht werden kann.

Die Basis für dieses alles ist die von mir entwickelte Kostform. Für alle vegetgativen Typen gilt: nur eine Kohlenhydratart pro Mahlzeit und immer eine Pause von ca. zwei Stunden zwischen den Mahlzeiten. Hier ein Schluck Apfelsaft, gleich darauf ein Stück Schokolade, 30 Minuten später wieder einen Schluck Apfelsaft, 45 Minuten später ein Snack, dieses Verhalten wirft das vegetative System ständig aus dem Lot und nur über hormonelle Einwirkungen kann es wieder kurzfristig zurechtgerückt werden. Diese Lebensweise ist für den Körper anstrengend.

Übergewicht

Übergewichtigen wird häufig Disziplinlosigkeit in der Ernährungsweise unterstellt. Aus meiner Sicht ist aber nicht hemmungsloses Essen, sondern eine vegetative Störung „schuld" an den überflüssigen Pfunden. Der Appetit zwingt den Menschen zu einem bestimmten Essverhalten, gegen das er sich nicht wehren kann. Und so wie viele Nahrungsmittel heutzutage zusammengesetzt sind, tun diese ihr übriges noch dazu.

In seinem Streben nach Gleichgewicht wird der Körper dann lieber dick als krank.

Übergewicht bei verschiedenen vegetativen Typen

Beim **„Normaltyp"** (er hat weder einen trockenen noch einen feuchten Mund) befindet sich das vegetative Nervensystem zwar von Haus aus im Lot, ist durch „falsches Essen" aber in Turbulenzen geraten. Wer ständig mehrere Kohlenhydratarten innerhalb einer Mahlzeit zu sich nimmt, bekommt schneller wieder Appetit.
Fängt der vegetative Normaltyp an, Kekse (Mehl und Zucker) oder Honigbrote zu essen, isst er leicht zu viele davon. Kohlenhydratmischungen zu einer Mahlzeit oder lange Essenspausen, zwangsläufig gefolgt von einem üppigen Mahl, sind der Grund, dass diese Menschen zunehmen. Denn es kommt dann zu verstärkten Insulinausschüttungen, und Insulin treibt alle Baustoffe in die Fettzellen!

Von Haus aus sind das genau die gesunden Urtypen, die gut Energie einlagern und speichern können. In Notzeiten kann dieser Typ gut überleben. Die heutigen Lebensumstände (zu viele Kohlenhydrate innerhalb einer Mahlzeit und zu viele Außenreize) lassen leicht zunehmen.

Hier kann die Impuls-Kost schnell und leicht Abhilfe schaffen. Sie verhindert die Einlagerung in die Fettzellen und reguliert unnötiges Appetitaufkommen. Im Zustand des vegetativen Lots ist die Empfindlichkeit für Außenreize (Gerüche, Werbung) nicht so stark. Den Betroffenen dürfte es mit dem allgemeinen Prinzip der Mischkost mit Rhythmus leicht fallen, einige Pfunde zu verlieren und auch ihr Gewicht reduziert halten zu können.

Aber auch **„einzelne Nahrungsmittelunverträglichkeiten"** (veränderte Impulskurven) können das Gleichgewicht stören und zusätzlich zu anderen Beschwerden, die sie auslösen, auch leichter zunehmen lassen.
Sie können mitverantwortlich sein dafür, dass sich im Laufe der Zeit der vegetative Typ grundsätzlich vom Normaltyp in einen hohen (viel Speichelproduktion) oder niedrigen Typ (trockener Mund) ändert.

Für beide gilt: Nahrungsmittel bringen sie nicht mehr ins Gleichgewicht. Die Empfindung des Appetits verändert sich. Der hohe Typ bekommt Hunger, wenn er anfängt zu essen, der niedrige Typ hat das Gefühl, nicht satt zu werden. So zwingt der Körper die Betroffenen, weiter zu essen. Bei diesen beiden

Formen, die Übergewicht entstehen lassen, muss das vegetative Nervensystem gezielt über Nahrungsmittel reguliert und ins Lot gebracht werden.

Übergewichtige Diabetiker nehmen eine Sonderstellung ein. Siehe unter Kapitel Diabetes.

Meine 66-jährige Patientin Inge P. musste ich meist in ihrer Wohnung aufsuchen, wo sie fast drei Jahre überwiegend im Bett verbrachte. Sie litt unter Bluthochdruck und erheblichem Übergewicht, wog bei einer Körpergröße vom 1,68 weit über 90 Kilo. Sie verließ deshalb ihr Zuhause kaum, vereinsamte, neigte zu Depressionen.
Mit meinem Ernährungsprinzip schaffte sie es, 20 Kilo abzunehmen und ihren Blutdruck auf normale Werte zu senken.
Heute ist Inge P. eine aktive unternehmungslustige Frau, die ihr Leben genießt. (10 Jahre später: Sie hat sich zwar wieder 6 Kilo angefuttert, ist aber weiterhin lebenslustig und gesund.)

So nimmt der Normaltyp ab

- Eine Gewichtsreduktion erfolgt bei Einhaltung des Ernährungsprinzips wie von alleine.
- Der Normaltyp kann jede Mahlzeit durch eine Kleinstmenge ersetzen. Er könnte morgens mit einem Käsebrot beginnen, nimmt nach zwei Stunden ein Stück Würfelzucker, nach zwei Stunden einen schwarzen Tee mit Milch, dann nach weiteren zwei Stunden ein Mittagessen nach dem allgemeinen Ernährungsprinzip, etc. Er sorgt durch Mahlzeiten in Kleinstmengen für die Einsparung der Kalorienmenge, aber für ein Sättigungsgefühl durch einen Nahrungsmittelimpuls.

Ca. sechs Mahlzeiten werden gegessen, manche kann auch nur aus einem Tee oder einem Glas Saft oder einem Glas Milch bestehen. Der Appetit wird Sie schon führen, wenn Sie die Grundregeln der Kostform einhalten.

So wie die Empfehlung für den Normaltyp sich gestaltet, so sollte das Essensprogramm auch für denjenigen aussehen, der abgenommen hat – praktisch als Erhaltungsprogramm.

So könnte der Essensplan eines Tages aussehen:

Die allgemeinen Kriterien für eine ausgewogene und gesunde Kost sind berücksichtigt. Die Reihenfolge der Mahlzeiten muss nicht eingehalten werden. Die rote Markierung steht für Kohlenhydrate.

- Morgens: ½ Brötchen, 10 g Butter, 30 g Hartkäse oder 1 Ei
- 2 Stunden später: 1 Stück Obst
- 2 Stunden später: 1 Krume Brot oder 1 Stück Schokolade oder eine Tasse Tee

Oder: wie im allgemeinen Reizprogramm

- Morgens: 1 g Weißbrot (eine Krume)
- 2 Stunden später: 5 g Weißbrot
- 2 Stunden später: 10 g Weißbrot

30 Minuten nach Reizeinnahme ist Kräutertee oder Wasser erlaubt.

Grundplan für Grundnahrungsmittel, die den minimalen Tagesbedarf decken (ca. 1000 – 1.100 kcal.)

- 2 Stunden später:
  150 g Fleisch *(Fisch, Geflügel oder 1 Ei oder 200 g Quark)*
  300 – 500 g Gemüse aller Arten *(außer dicke Bohnen und Erbsen)*
  1 – 2 Tee Öl
  1 Kartoffel oder 2 Eßl. gekochten Reis
- 2 Stunden später:
  1 Banane oder 1 Apfel oder
  1 Glas Buttermilch mit Zitrone
- 2 Stunden später:
  40 g Brot *(kein Schwarzbrot, enthält Zucker)*
  10 g Butter
  60 g Hartkäse *(Quark oder mageres Fleisch als Alternative möglich)*
  Tomate, Gurke, Paprika *(Salat)*

Verboten sind: Zucker, Kaffee, Alkohol, Süßstoff.
Bitte zweimal wöchentlich Seefisch essen, ansonsten ist der Jodbedarf nicht gedeckt! Ca. 2 Liter pro Tag sollten getrunken werden.

So nimmt der hohe Typ ab

1. Grundsätzlich kommt es ganz langsam zur Gewichtsabnahme, wenn eine leicht reduzierte Kalorienaufnahme mit dem Prinzip eingehalten wird.
2. Etwas beschleunigen kann man die Gewichtsabnahme, indem man morgens als erste Mahlzeit nur einen Teelöffel Öl zu sich nimmt. Dazu sollte nichts weiter gegessen oder getrunken werden. Kurz nach der Einnahme kann selbstverständlich Wasser oder ein Kräutertee getrunken werden. Dann kann das allgemeine Programm angewendet werden.

Keine Sorge – Sie werden es gut aushalten können, morgens nur Öl zu bekommen!

Was der hohe Typ beachten sollte:

- Etwas Salziges oder Deftiges am Morgen ist der richtige Einstieg für den hohen Typ. Das macht ihn fit und leistungsfähiger. Mit Obst sollte der hohe Typ nicht anfangen.
- Kaffee und schwarzer Tee sind nicht so günstig, grüner Tee wird am besten vertragen.
- Als Zwischenmahlzeit sind besonders gut bekömmlich Salat mit Öl oder ein Stück Käse oder eine Avocado.
- Der hohe Typ ist weniger ein „Obsttyp", er sollte Vitamine und Mineralstoffe eher aus Gemüse beziehen.

Der morgendliche Löffel Öl stabilisiert das vegetative Nervensystem und erzeugt mit wenig ein gutes Sättigungsgefühl. Die nächsten Mahlzeiten fallen automatisch kleiner aus. Wer abnehmen will, muss weniger essen. Der Einstieg morgens und das allgemeine Prinzip lassen weniger Hunger aufkommen.

Nun gibt es noch ein „Forte-Programm".

Damit kann recht schnell das Gewicht reduziert werden. Gleichzeitig werden dabei Nahrungsmittelunverträglichkeiten korrigiert. Sollten Sie beispielsweise in der Brotwoche einen Migräneanfall bekommen, so hat das mit einer Getreideunverträglichkeit zu tun, die generell der Auslöser für Ihre Migräneanfälle ist. Ein paar Tage später werden Sie Brot vertragen, es wird Ihnen keine Beschwerden mehr bereiten.
Fühlen Sie sich gar nicht gut mit dem jeweiligen Reiz morgens, gehen Sie zur nächsten Reizwoche weiter.

1. Woche (Öl)

- morgens nüchtern: ¼ TL Öl
- 2 Stunden später: ½ TL Öl
- 2 Stunden später: 1 TL Öl
- 2 Stunden später: Tagesprogramm Seite 107

2. Woche (Weizenbrot)

- morgens nüchtern: 1 g Brot (1 Krume)
- 2 Stunden später: 5 g Brot
- 2 Stunden später: 10 g Brot
- 2 Stunden später: Tagesprogramm

3. Woche (Milch, 3,5 % frische)

- morgens nüchtern: 1 TL Milch
- 2 Stunden später: 2 TL Milch
- 2 Stunden später: 3 TL Milch
- 2 Stunden später: Tageprogramm

4. Woche (Zucker)

- morgens: ¼ TL Zucker
- 2 Stunden später: ½ TL Zucker
- 2 Stunden später: 1 TL Zucker
- 2 Stunden später: Tagesprogramm

5. Woche (1 Kartoffel insgesamt)

■ morgens nüchtern:	1 Stück Kartoffel
■ 2 Stunden später:	2 Stücke Kartoffel
■ 2 Stunden später:	Rest der Kartoffel (ca. ½)
■ 2 Stunden später:	Tagesprogramm

6. Woche (Schokolade)

■ morgens nüchtern:	1 Stück Schokolade
■ 2 Stunden später:	2 Stücke Schokolade
■ 2 Stunden später:	3 Stücke Schokolade
■ 2 Stunden später:	Tageprogramm

7. Woche (Butter)

■ morgens nüchtern:	1 Messerspitze Butter
■ 2 Stunden später:	2 Messerspitzen Butter
■ 2 Stunden später:	3 Messerspitzen Butter
■ 2 Stunden später:	Tagesprogramm

8. Woche (Fruchtzucker)

■ morgens nüchtern:	¼ TL Fruchtzucker
■ 2 Stunden später:	½ TL Fruchtzucker
■ 2 Stunden später:	1 TL Fruchtzucker
■ 2 Stunden später:	Tagesprogramm

So nimmt der niedrige Typ ab

- Auch hier gilt: Grundsätzlich erfolgt eine langsame Gewichtsabnahme allein durch das Einhalten des allgemeinen Prinzips: 1 Kohlenhydratart pro Mahlzeit und alle zwei Stunden einen Impuls
- Etwas beschleunigen kann man die Gewichtsabnahme, indem man einige Wochen morgens 1 Stück Zucker oder 1 Krume Brot einnimmt, dieses nach 30 Minuten wiederholt und zwei Stunden später ins Tagesprogramm einsteigt. Auch hier gilt: Wasser und Kräutertee zwischendurch ist jederzeit erlaubt.

Was der niedrige Typ beachten sollte:

- Der niedrige Typ verträgt Kaffee oder schwarzen Tee in Maßen. Kaffee und schwarzer Tee stören aber bei der Gewichtsabnahme. Einerseits blockiert Koffein den Fettabbau und löst außerdem nach 3 – 5 Stunden nach Genuss ein starkes Hungergefühl aus.
- Obst und Gemüse sind gleichermaßen gut bekömmlich.
- Das Bedürfnis nach Süßem ist größer als beim hohen Typ, vegetativ auch eher notwendig. Der Zweistundenrhythmus ist beim niedrigen Typ einzuhalten. Sie werden spüren, das der Appetit sich schon nach 1½ Stunden einstellt. Richten Sie sich nach diesem Gefühl, es kann Ihnen nichts passieren, wenn Sie die Regel nur eine Kohlenhydratart pro Mahlzeit einhalten. (Der hohe Typ hält länger aus.)

Wer abnehmen will, muss weniger Kalorien zu sich nehmen. Regelmäßige kleine Impuls-Mahlzeiten nehmen das Hungergefühl.

Auch für den niedrigen Typ gibt es ein „Forte-Programm".
Sollte eine Nahrungsmittelwoche Ihnen Probleme bereiten, bekommen Sie vielleicht innerhalb einer Reizwoche einen brüllenden Hunger – halten Sie es bitte ein paar Tage durch. Damit haben Sie den Übeltäter gefunden, der Ihr System nach unten zieht. Wenn Sie die Unpässlichkeit ein paar Tage durchhalten, korrigiert sich dieser „Webfehler".

Bleiben Sie grundsätzlich dem Prinzip treu. Mit der Zeit werden Sie spüren, dass Ihr Mund sich feuchter anfühlen wird.

1. Woche **(Weizenbrot)**

- morgens nüchtern: 1 g Brot (1 Krume)
- 2 Stunden später: 5 g Brot
- 2 Stunden später: 10 g Brot
- 2 Stunden später: Tagesprogramm

2. Woche **(Zucker)**

- morgens nüchtern: ¼ TL Zucker
- 30 Minuten später: ¼ TL Zucker
- 2 Stunden später: ½ TL Zucker
- 2 Stunden später: 1 TL Zucker
- 2 Stunden später: Tagesprogramm

3. Woche **(Milch, 3,5 % frische)**

- morgens nüchtern: 1 TL Milch
- 30 Minuten später: 2 TL Milch
- 2 Stunden später: 3 TL Milch
- 2 Stunden später: 4 TL Milch
- 2 Stunden später: Tageprogramm

4. Woche **(Fruchtzucker)**

- morgens nüchtern: ¼ TL Fruchtzucker
- 30 Minuten später: ¼ TL Fruchtzucker
- 2 Stunden später: ½ TL Fruchtzucker
- 2 Stunden später: 1 TL Fruchtzucker
- 2 Stunden später: Tagesprogramm

5. Woche (Schokolade)

- morgens nüchtern: 1 Stück Schokolade
- 2 Stunden später: 2 Stücke Schokolade
- 2 Stunden später: 3 Stücke Schokolade
- 2 Stunden später: Tageprogramm

6. Woche (Öl)

- morgens nüchtern: 1 Stück Zucker
- 2 Stunden später: ½ TL Öl
- 2 Stunden später: ½ TL Öl
- 2 Stunden später: 1 TL Öl
- 2 Stunden später: Tagesprogramm

7. Woche (Brot)

wie erste Woche

8. Woche (Zucker)

wie erste Woche

Auch die Psyche spielt beim Abnehmen eine Rolle

Dass Abnehmen mehr bedeutet, als weniger und anders zu essen, wissen all jene, die bereits erfolglos versucht haben, überflüssige Pfunde zu verlieren.

Fast jeder hat schon einmal sein Idealgewicht oder das so genannte Normalgewicht errechnet. Dafür gibt es verschiedene Formeln. Berechnen lässt sich vieles, trotzdem hat jeder sein eigenes Wohlfühlgewicht. Das Gewicht, das man halten kann, muss nicht unbedingt dem Idealgewicht entsprechen.
Zahlen sollten kein Maß dafür sein, ob man vor sich oder anderen besteht. Ein paar Pfunde mehr als das Idealgewicht spielen keine Rolle. Wichtiger ist, ein geringeres Gewicht auf Dauer halten zu können.

Manch einer nimmt ständig ab und wieder zu. Das ist einerseits eine physiologische Angelegenheit, andererseits können auch die Psyche und das persönliche Umfeld dazu beitragen, dass man Pfunde verliert, aber nach kurzer Zeit wieder an Gewicht zulegt.

Häufig haben Menschen, die stark einem Rollenverhalten verhaftet sind, Schwierigkeiten, ihr persönliches Wohlfühlgewicht zu erreichen. Wer beispielsweise ständig mit wachem Verstand und enormer geistiger Anstrengung arbeiten muss, viel zu bedenken und eine Menge zu organisieren hat, isst unter Umständen nicht seinem Körpergefühl entsprechend, sondern so, dass er diese Rolle durchhalten – also funktionieren – kann. Dauerstress belastet das vegetative Nervensystem.

Es gibt darüber hinaus noch andere Kräfte, die ständig auf das vegetative Nervensystem einwirken. Traumata, psychische Belastungssituationen, Depressionen und Ängste belasten dauerhaft das vegetative System und führen zwangsläufig zu einem anderen Essverhalten. Umgekehrt machen es diese häufig unmöglich, ein Essverhalten zu ändern. In solchen Situationen kann das allgemeine Essensprinzip entlastend sein und vegetativ ein wenig Stabilität hineinbringen.

Mit Geduld ans Ziel

Sie sehen, es gibt viele Gründe, warum es häufig so schwer ist, ein Gewicht zu erreichen und zu halten, bei dem man sich wohl fühlt. Die wenigsten Menschen können und wollen ihr Leben von heute auf morgen grundlegend ändern. Und dazu sollen Sie in diesem Buch auch gar nicht angeregt werden. Betrachten Sie das vorgestellte Ernährungsprinzip erst einmal als eine bloße Technik, die Sie anwenden, nicht als eine veränderte Lebensform. Mit der Zeit werden Sie dann begreifen, dass dieses Prinzip mehr als eine Technik ist. Und schließlich werden Sie verstehen, dass das Wohlbefinden, das Sie dadurch gewinnen, Freiheit bedeutet.

Wenn Sie Ihr angestrebtes Gewicht schließlich erreicht haben, werden Sie sicherlich Anerkennung und Bewunderung ernten. Aber Vorsicht: Auch wenn Sie am Ziel sind, dürfen Sie das Prinzip nicht verlassen. Die Fettzellen warten nur darauf, wieder gefüllt zu werden – es droht der Jojo-Effekt!

Es wurde festgestellt, dass nur eine von 200 Personen das reduzierte Gewicht über zwei Jahre hält. Alle anderen nehmen wieder zu, die meisten wiegen sogar mehr als vorher.
Nach zwei Jahren scheint der Körper erst nachzugeben, so lange darf das Essensprinzip nicht verlassen werden, dann hat er das erreichte reduzierte Gewicht angenommen.

Menschen, die abgenommen haben, nehmen lange Zeit ihre neue Figur noch nicht richtig wahr. Sie haben weiterhin das Gefühl, zu dick zu sein – das ist der „Jetlag" beim Abnehmen. Andere fühlen sich als Versager, weil sie das (vielleicht zu hoch) gesteckte Ziel nicht erreicht haben. Ein negatives Gefühl für sich selbst kann den Appetit aber wieder verändern und damit auch das Essverhalten.

Auch die Strategie, sich mit Essen zu belohnen, gerade wenn Lob von anderen ausbleibt, kann den Erfolg einer Gewichtsabnahme rasch wieder zunichte machen. Denken Sie einmal darüber nach, ob ein generelles Wohlgefühl nicht eine viel größere Belohnung wäre. Wenn Sie aber trotzdem ab und zu Essen als Trostpflaster brauchen: Eine kleine Menge tut es ebenfalls! Auch kleinste Mengen Nahrung beeinflussen das vegetative System. Warten Sie nur ein paar Minuten ab, bis die Wirkung eintritt. Drehen Sie sich einmal um, schauen aus dem Fenster oder machen zehn Kniebeugen, danach ist die Wirkung eingetreten.

Haben Sie Geduld mit sich! Fühlen Sie sich gut und besser mit jedem Kilo, das Sie abgenommen haben. Sehen Sie, was Sie geschafft haben – und nicht, was noch vor Ihnen liegt.

Und machen Sie sich eines bewusst: Wenn Sie nach dem Prinzip der Mischkost mit Rhythmus leben, können Sie Ihrem eigenen Appetit wieder trauen. Das natürliche Sättigungsgefühl wird sich mit der Zeit wieder einstellen, Sie werden dadurch die Angst vor dem Essen verlieren – und endlich müssen Sie keine Kalorien mehr zählen!

Ich kannte Gertrud S. als fröhlichen, geselligen Partygast mit einem großen Bekannten- und Freundeskreis. Als sie in meiner Praxis erschien, war sie schwermütig: sie litt sehr unter ihrem starken Übergewicht. Mit Hilfe des „Prinzips", wie ich das von mir entwickelte Ernährungssystem abgekürzt nenne, nahm sie 35 kg ab! Ein Riesenerfolg, der leider nicht lange anhielt – wegen des bekannten Jojo-Effekts. Wie Gertrud S. das Prinzip verließ und bei ihren geselligen Runden Alkohol ohne Zwischenpausen trank, stellten sich Heißhungerattacken ein. Nach einem Jahr entschied sie sich konsequent für die Mischkost mit Rhythmus und nahm wieder ab. Heute ist Gertraud S. immer noch gesellig – und immer noch schlank.

Diäten und wie sie wirken

Vielleicht zählen Sie zu jenen frustrierten Übergewichtigen, die voller Zuversicht die jeweils neu angepriesene „Erfolgsdiät" beginnen und nach kurzer Zeit enttäuscht wieder abbrechen – weil die versprochene Gewichtsreduktion ausbleibt. Möglicherweise hat der Misserfolg damit zu tun, dass die jeweilige Diät für Ihren vegetativen Typ ungeeignet ist. Unter diesem Aspekt sollen einmal die bekanntesten Schlankheitskuren unter die Lupe genommen werden.

Atkins-Diät: Bei der Atkins-Diät werden keine Kohlenhydrate gegessen, der Körper gewinnt Energie ausschließlich aus Muskelproteinen und Fettzellen. Deshalb ist diese Diät für den hohen Typ prinzipiell geeignet, sinnvoll in der Nährstoffzusammensetzung ist sie allerdings nicht.
Der niedrige Typ kann mit der Atkins-Diät zwar ebenfalls abnehmen, doch gerät dann sein vegetatives Nervensystem immer mehr aus dem Gleichgewicht. Nach Beendigung der Diät wird der niedrige Typ verstärkt Heißhunger auf Kohlenhydrate bekommen und dadurch schneller wieder zunehmen. Unter Umständen hat sich sein System auch noch weiter abgesenkt!

Ajurveda: Mit der indischen Heilkunst Ajurveda kann besonders der hohe Typ gut abnehmen. Öl, innerlich und äußerlich angewandt, senkt sein vegetatives System ab und sorgt für Wohlgefühl.

Positiv wirken sich sicherlich auch die entspannenden Anwendungen und Zuwendungen wie Bäder, Wickel und persönliche Betreuung aus.
Der niedrige Typ wird mit dieser Methode weniger abnehmen und dauerhaft geringeren Erfolg haben. Isst er wieder normal, wird sein Appetitverhalten wie früher sein. Das vegetative System hat sich nicht verändert.

Hollywood Star-Diät: Mit der Hollywood Star-Diät kann der niedrige Typ gut abnehmen. Sein vegetatives System wird durch die vielen Früchte regelmäßig angehoben, er wird sich während der Diät wohlfühlen. Für den hohen Typ ist diese Diät nicht sehr geeignet, da er nicht der Obsttyp ist. Er fühlt sich wohler mit Gemüse und salziger Kost.

Heilfasten: Beim Heilfasten wird dem Körper über mehrere Wochen fast keine Nahrung zugeführt. Man trinkt täglich lediglich einen Gemüsesaft und Tee nach Bedarf. Wer Kreislaufprobleme bekommt, darf am Nachmittag ein wenig Honig zu sich nehmen.
Anfangs bedeutet das Fasten eine enorme Stresssituation für den Körper. Damit er diesen Stresszustand durchhält, werden Endorphine, so genannte Glückshormone, produziert. Selbstverständlich nimmt man ab, wenn man nichts isst. Und da während des Fastens der Grundumsatz (der Tagesbedarf an Energie in Ruhe) enorm heruntergeschraubt wird, kann der Körper nach einer Heilfastenkur mit erheblich weniger Kalorien auskommen.

Das vegetative System verändert sich während des Fastens nicht. Auch die Nahrungsmittelunverträglichkeiten bleiben weiterhin bestehen. Somit ist die Gefahr groß, dass man anschließend wieder zunimmt.
Während des Fastens sind erklärlicherweise Migräne, Sodbrennen, Müdigkeit vielleicht auch der Heuschnupfen verschwunden. In der Regel stellen sie sich wieder ein, wenn normal gegessen wird.

Trennkost: Bei der Trennkost darf man alle drei bis vier Stunden etwas essen, und zwar dürfen Kohlenhydrate und Fette zusammen gegessen werden, Eiweiß jedoch niemals zusammen mit Kohlenhydraten. Saures Obst und Eiweiß ist aber erlaubt. Das führt häufig dazu, dass generell zuviel Fett gegessen wird. Da der hohe Typ seinem Appetit entsprechend häufig die Kombination Fett und Eiweiß wählt, der niedrige Typ nach Kohlenhydraten verlangt, wird er häufig die Kombination Kohlenhydrat und Fett wählen. Anstatt nun mageres Fleisch aufs Brötchen zu legen, wird zur Mettwurst oder Leberwurst gegriffen. Die Gefahr ist, dass im Verhältnis zu viele gesättigte Fettsäuren gegessen werden.
Hier wirkt sich positiv aus, dass eine längere Pause zwischen den Mahlzeiten eingehalten wird. Da häufig Kohlenhydratmischungen entstehen, ist eine Pause von vier Stunden danach auch in meinem Sinne genau richtig.

Mit der Milch wird bei der Trennkost allerdings inkonsequent umgegangen. Milch ist von der Nahrungsmittelzusammensetzung ein ausgewogenes Nahrungsmittel, enthält Milchzucker, Eiweiß und Fett zu gleichen Anteilen. Milch zeigt als erste Reaktion im vegetative System eine Kohlenhydratwirkung. Dementsprechend handelt es sich für mich um keine Trennkost, sondern um eine Mischkost.

Die Glykx- Diät: Der neueste Trend ist, Kohlenhydrate einzusparen und nur die Kohlenhydrate zu essen, die einen niedrigen glykämischen Index aufweisen. Damit ist in den meisten Fällen gewährleistet, dass Kohlenhydratmischungen wie Marmeladenbrot oder Kuchen nicht auf dem Speiseplan stehen. Das ist ein Weg in die richtige Richtung, aber ob der niedrige vegetative Typ in der Regel zufriedengestellt ist, wage ich zu bezweifeln.

Viele Wege führen nach Rom – wichtig ist nur, dass man ans Ziel kommt.

Gewicht kann man sicherlich über viele verschiedene gut erprobte Methoden verlieren. So wie es beim „mit dem Rauchen aufhören", unterschiedliche Wege gibt: eigener Wille, Entzugshilfsmittel, Akupunktur, Hypnose, Verhaltenstherapie, so auch bei der Gewichtsreduktion.
Sich typgerecht ernähren, dadurch gesund werden und sich wohler fühlen – das ist das, was ich Ihnen mit meinem neuen Ernährungsprinzip aufzeigen möchte. Eigentlich handelt es sich um ein individuelles Gesundheitsprogramm, bei dem man als Nebenwirkung abnehmen kann.

Übergewicht reduzieren bedeutet, ein Gesundheitsrisiko zu mindern. Für einige tausend Menschen war dieser Weg bisher sehr angenehm und gut durchzuhalten.

Aber bedenken Sie, dieses Ernährungsprinzip ist mehr als nur eine Diät, weil gleichzeitig Nahrungsmittelunverträglichkeiten reguliert werden. Diese Unverträglichkeiten führen zu Sodbrennen, Heuschnupfen und Migräne – und häufig auch zum Übergewicht!

Die Kehrseite der Medaille: Risiko Magersucht und Bulimie

Übergewicht ist heutzutage zum Dauerthema geworden. Von Seiten der Mediziner und Ernährungsexperten in erster Linie aus gesundheitlichen Gründen, doch für die meisten Menschen ist der ästhetische Aspekt wesentlich wichtiger. Viele verfallen einem regelrechten Schlankheitswahn.

Junge, gesunde, schlanke Menschen fühlen sich zu dick, weil sie in Illustrierten und Modemagazinen nur mit überschlanken Models mit Kleidergröße 34/36 konfrontiert werden. Außerdem gibt es in vielen Modegeschäften kaum Kleidung in Größe 42, geschweige denn in Größe 44. Die Wahrnehmung der eigenen Figur verschiebt sich dadurch erheblich; schon Größe 40 wird als

„Übergröße" angesehen. Die Folge ist, dass junge Mädchen und zunehmend auch junge Männer häufig zu hungern anfangen und dadurch in die Magersucht getrieben werden können. Bei dieser Essstörung kann ein Wohlgefühl nur noch über das Hungern erreicht werden, nicht mehr über das Essen. Viele sind dadurch viel anfälliger für Drogen- und Zigarettenkonsum geworden oder werden abenteuer- oder spielsüchtig, brauchen täglich einen Kick. Denn das vegetative Nervensystem möchte befriedigt werden.

Eine andere Essstörung ist die Bulimie oder Ess-Brechsucht. Die Betroffenen, meist ebenfalls Frauen, stopfen bei Essattacken Unmengen Nahrungsmittel in sich hinein und versuchen diese dann durch Erbrechen wieder loszuwerden.

Bei langjährigen Bulimiekranken sind häufig Nahrungsmittelkurven zu finden, die keinen positiven Ausschlag mehr zeigen, eher genau eine umgekehrte Wirkung haben. Man könnte meinen, sie seien wie ausgeblendet. Doch eine Impulskurve, die in den Sympathikusbereich hinein geht, macht ein Hungergefühl. Vielleicht ist das auch ein körperlicher Grund dafür, dass Bulimiekranke immer mehr Hunger bekommen, sobald sie zu essen anfangen.

Bei Magersüchtigen kommt es langfristig zu Systemverschiebungen. Sie gehören während ihrer Krankheit zu den niedrigen vegetativen Typen, der Sympathikustonus (Stresstonus) bestimmt ihr Leben. Die Nebennierenrinde ist dauerhaft aktiviert.

Das führt zu einer Verschiebung des Hormonsystems. Dazu passt der Bartwuchs und das Ausbleiben der Menstruationsblutung.

Bei Essstörungen wie Magersucht und Bulimie ist eine psychologische therapeutische Begleitung auf jeden Fall notwendig.

Viele Kinder und Jugendliche lernen kein normales Essverhalten mehr. Die zehn magersten Topmodels der Welt und die diametral entgegengesetzten Versprechungen der Lebensmittelindustrie vom Genuss ohne Ende, terrorisieren nicht mehr nur die Mütter, sondern auch die Kinder. Ein großer Teil der Menschheit wird gequält – wie groß der Schaden, der durch diese Leitbilder angerichtet wird, sein wird, ist noch gar nicht zu bemessen!

Diabetes mellitus

Definition:_ _

Man spricht von einem Diabetes, wenn eines der folgenden Kriterien zutrifft:

a) kommen Blutzuckerwerte über 200 mg % vor
b) oder nüchtern über 126 mg %
c) wenn der Blutzuckerspiegel nach Gabe von 75 g Glukose nach 2 Stunden nicht unter 200 mg % gefallen ist.

Es werde zwei Diabetes-Typen unterschieden.

Diabetes mellitus Typ I (Jugenddiabetes)

Es handelt sich um eine Autoimmunerkrankung, bei ungefähr zehn Prozent kommt die Erkrankung schon in der Familie vor. Die insulinproduzierenden Zellen der Bauchspeicheldrüse sind abgestorben, ein Überleben ist nur mit Insulinspritzen möglich.

Diabetes mellitus Typ II (Altersdiabetes)

Es handelt sich dabei um einen relativen Insulinmangel und um eine Insulinresistenz (abgeschwächte Insulinausschüttung). Bereits 1997 waren weltweit 123 Millionen Menschen erkrankt, davon in Nordamerika 13 Millionen. Die Zahlen sind ständig ansteigend. In Deutschland leiden am Diabetes Typ II mehr als acht Prozent der Bevölkerung. Früher rechnete man ab dem 40. Lebensjahr mit einem Alterzucker, heute sind schon Fünfjährige betroffen.

Gängige Erfahrung ist, dass ein Diabetiker, ob mit Tabletten behandelt oder auch nicht, im Durchschnitt nach sechs Jahren insulinpflichtig wird.

Themen wie Übergewicht, Diabetes, Allergien und Bluthochdruck werden in Zukunft nicht nur ein Problem für die jeweilig Betroffenen sondern ein insgesamt gesellschaftliches Problem werden. Wie sollen die Kosten für die steigenden Behandlungsfälle aufgebracht werden?

Was kann unternommen werden?
Bewegungsmangel verstärkt die Insulinresistenz. Wir müssen unter anderem darüber aufklären, wie wichtig Bewegung und Sport für unsere Gesundheit sind!
Bei meinen langjährigen Forschungsarbeiten, wie Nahrungsmittel unsere Körperfunktionen beeinflussen, bin ich auch zu Beobachtungen beim Diabetes gekommen.

Schauen Sie sich bitte noch einmal eine Kohlenhydratnormalkurven auf Seite 43 an. Nach zwei Stunden bewegt sich die Kurve unter dem Ausgangswert. Dieses ist bei Diabetikern nicht der Fall. Sie fällt drei bis vier Stunden nicht unter den Ausgangswert. Das betrifft in der Regel alle Kohlenhydrate außer Alkohol und Schokolade. Häufig ist die reine Rohrzuckerkurve auch nicht betroffen, hingegen sind aber eine über Stunden überhöhte Öl- und Butterkurve zu beobachten.

Die folgenden Kurven demonstrieren den Sachverhalt:

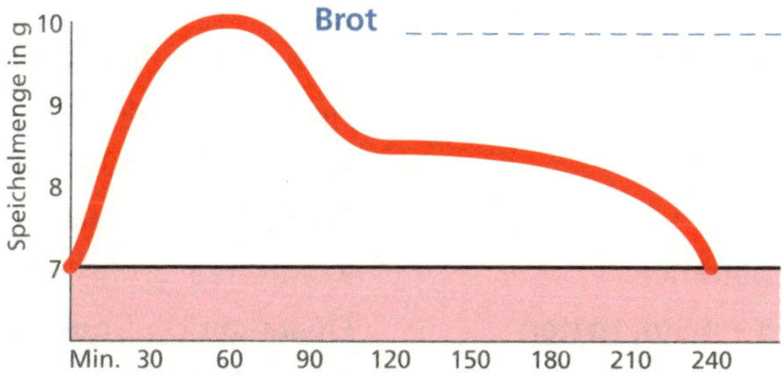

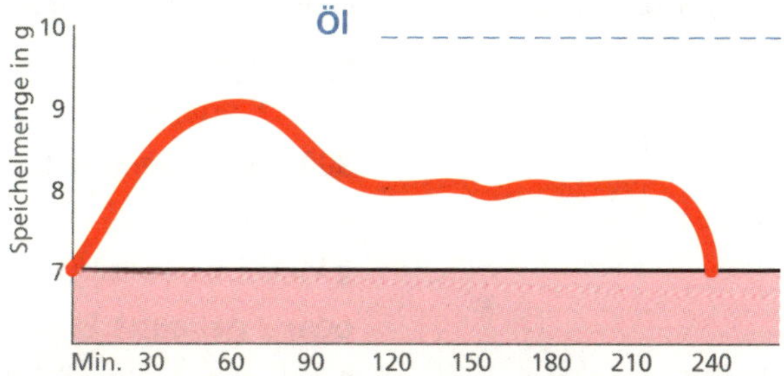

Entsprechend dieser Impulsfunktionen habe ich für Diabetiker folgenden Kostvorschlag erarbeitet. Diese Lebensweise hat nachweislich den Vorteil, dass ein Diabetiker lange ohne Medikamente auskommen kann, sich generell viel wohler und fitter fühlt, nicht mehr unter ständiger Müdigkeit leidet und Folgekrankheiten (wie ein hoher Blutdruck und Gewichtszunahme) lange Zeit verhindert werden können.

Vorschlag für einen Tagesernährungsplan:

Morgens:	Mehrkornbrötchen mit Quark, Hartkäse, Ei oder magerem Aufschnitt gern Grünzeug, Tomate, Gurke *(Gemüse)* dazu
Getränke:	Kräutertee, grüner Tee, Wasser
3 – 4 Std. später:	Quark mit Obst oder nur 1 Apfel oder 1 Glas Buttermilch oder auch mal Schokolade
3 – 4 Std. später:	Fleisch, Fisch, Geflügel, Quark oder 1 Ei 1 EL Öl oder ein wenig Butter 300 – 500g Gemüse (*nur keine dicken Bohnen)* 2 kleine Kartoffeln oder 2 gehäufte EL Reis
3 – 4 Std. später:	1 belegtes Brot und Salat oder Wein und Salat Salat mit Thunfisch oder Käse

Regel: 1 Kohlenhydratart pro Mahlzeit, alle 3 – 4 Stunden eine Mahlzeit

Wichtig ist, den Zeitabstand zwischen den Mahlzeiten einzuhalten. Ein paar Weintrauben beispielsweise zwischendurch gegessen, setzen einen neuen Impuls auf eine noch erhöhte Impulskurve. Die Folge davon ist eine neue Insulinausschüttung, die Bauchspeicheldrüse wird überstrapaziert und erschöpft sich vorzeitig.

Die Blutzuckerwerte bleiben dagegen bei der von mir empfohlenen Lebensweise konstant in einem verträglichen Bereich. Das Hungergefühl wird den genauen Zeittakt vorgeben, denn wird nur eine Kohlenhydratart pro Mahlzeit verwendet, kann man sich auf seinen Appetit verlassen. Der kommt, sobald die Impulskurve sich wieder unter den Ausgangswert eingependelt hat.
Es müssen nicht alle Kohlenhydratarten verlängerte Impulskurven aufweisen – erspüren Sie Ihren persönlichen Essens-Rhythmus.

Allgemein bekannt ist, dass starke Blutzuckerschwankungen mit hohen Spitzenwerten zu Folgeschäden an den Gefäßen führen.
Mit der in diesem Buch beschriebenen Lebensweise schonen Sie einerseits Ihr vegetatives Nervensystem und als Ausdruck davon Ihre Bauchspeicheldrüse.
Auf diese Art und Weise nimmt ein Diabetiker nicht so leicht zu. Umgekehrt, er kann auch leichter abnehmen, wenn gleichzeitig die Essensmenge reduziert wird.
Diese Ernährungsweise sollte auch bei Tabletteneinnahme eingehalten werden.
Tabletten wirken über den Körper aufs Gehirn, Nahrungsmittel direkt aufs Gehirn und dann auf den Körper!

Beobachtet habe ich, dass Diabetiker Typ I bei dieser Lebensweise die zu spritzende Insulinmenge reduzieren konnten.

Nicht nur zu lange erhöhte Impulskurven können zum Diabetes führen. Impulskurven, die gar nicht nach oben kommen und sich gleich weit unter den Ausgangspunkt hinbewegen, können genauso zum Diabetes führen.

Impulskurven über 3 – 4 Stunden im negativen Bereich sind praktisch das Spiegelbild zu den erhöhten Kurven. Dazu mehr im nächsten Kapitel.

Erstaunlicherweise ist es möglich, „pathologisch" veränderte Impulskurven auf Normalkurven zu codieren. Diese Korrekturen sind nach individuellen Speicheltests bei mir in der Praxis erfolgt. Eine Aussage darüber, ob durch die Regulierung der Impulskurven ein Diabetes verhindert werden kann, ist auch zehn Jahre später noch nicht beweisbar. Logisch vorstellbar scheint es mir.

Neigung zum Unterzucker

Vom Unterzucker spricht man, wenn der Blutzuckerspiegel zu niedrig ist. Dieses ist der Fall, wenn der Blutzuckerspiegel Werte von 40 – 60 mg % aufweist. Meist passiert das genau an den Tagen nicht, an denen Blut abgenommen wird. Der Hba1-Test kann auch in diesem Fall aussagekräftig sein. Er kann Unterzuckerspitzen auch anzeigen.

Viele Menschen, bei denen eine Neigung zum Unterzucker besteht, wissen davon gar nichts. Ungefähr zehn Prozent der Menschen sind davon betroffen (mindestens acht Millionen Menschen in Deutschland). Es kommt zu Symptomen wie Schwäche, Zittern, Schwitzen, Kopfschmerzen, Migräne, aber auch zu Schlafstörungen, depressiven Verstimmungen und plötzlichen Heißhungerattacken.
Weil die Neigung zum Unterzucker häufig nicht festgestellt wird, bitten Sie Ihren Arzt bei obenstehenden Beschwerden um Abklärung eines Unterzuckers.

Aus einem Unterzucker entwickelt sich sehr häufig ein Altersdiabetes. Mit dieser Beschwerdesymptomatik wird sehr häufig und sehr viel durcheinander gegessen, da ein Sättigungsgefühl nicht so leicht eintritt wie bei einem gesunden Menschen. Die Bauchspeicheldrüse ist leicht überfordert. Es entwickelt sich eine Insulinresistenz. Diese Menschen sind meistens sehr schlank. Eine negative Impulskurve deutet darauf hin, dass der Gegenspieler, das Hormon Glukagon, aktiviert wird. Dieser regt den Fettabbau aus den Fettzellen an.

Wie Sie bemerken, liefert die Impulskurve sehr viele verschiedene Informationen.

Wie der Blutzuckerspiegel sich nach Einnahme von 100 g Glukose einerseits normal, andererseits beim Unterzucker verhält, demonstrieren folgende Kurven:

Normale Glucose-Toleranzkurve

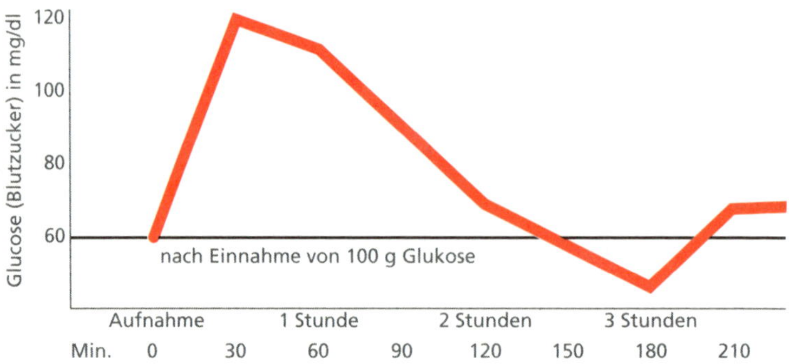

Unterzuckerkurve

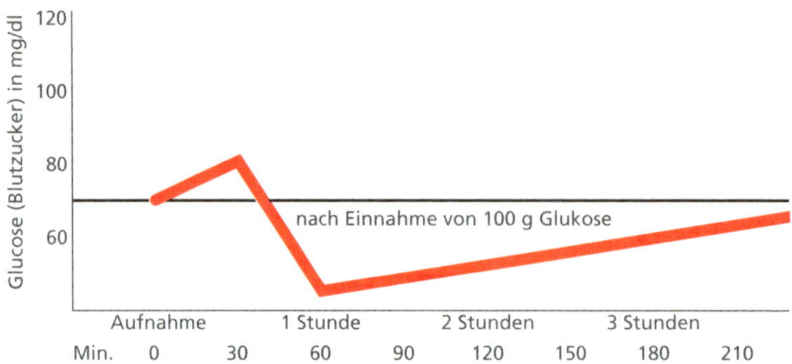

Beide Zuckerbelastungskurven zeigen große Ähnlichkeiten mit den von mir gemessenen Zucker-Impulskurven.

Die Speichelmengen-Impulskurve gibt Auskunft darüber, wie sich grundsätzlich der Körper nach dem Essen von Zucker verhält. Anhand der Impulskurve ist indirekt der Blutzuckerspiegel ablesbar. Schon im Gehirn wird die Hormonbildung veranlasst.

Die Impulskurven nach Einnahme verschiedener Kohlenhydratarten wie Zucker, Fruchtzucker, Milchzucker, Brot, Kartoffeln und anderen Stärkeprodukten zeigen in den negativen Bereich. Dieses ist fast immer auch in der Ölkurve der Fall.
Eine Ausnahme ist die Schokoladenkurve, sie zeigt in den positiven Bereich. Allen Menschen, die zum Unterzucker neigen, kann in der Regel empfohlen werden, Schokolade zu essen, denn nach dem Genuss fühlen sie sich besonders gut. Der Blutzuckerspiegel fällt nicht ab.

Tipp:
Wenn Sie einmal das Gefühl haben, dass Sie gleich umkippen, hilft Coca Cola als Gegenmittel sofort! Setzen Sie Coca Cola aber bitte nur als Notmittel ein.

Sie kennen bestimmt Menschen mit Unterzuckerproblematik. Diese Menschen können nicht ohne Essen auskommen. Wenn sie Hunger haben, nörgeln sie und treiben zum Aufbruch an den Essenstisch, verbreiten Anspannung und schlechte Stimmung, bis sie ihr Ziel erreicht haben.
Nur Essen kann ihren körperlichen Stresszustand ausgleichen! Viele berichteten in diesem Zustand über eine gewisse Kopfleere. Sie können neue Informationen kaum noch aufnehmen, sind im Straßenverkehr unkonzentriert, schulische Leistungen sinken.

Was kann diesen Menschen helfen?

Für den Alltag wird Ihnen die allgemeine Kostform mit dem Zweistundenrhythmus helfen, denn wenn Sie länger als zwei Stunden ohne Nahrungsmittelaufnahme bleiben, können Schwindel, Schweißausbrüche, extremer Hunger und Kopfschmerzen auftreten. Der Zweistundenrhythmus, mit einer Kohlenhydratart pro Mahlzeit, ist in diesem Fall einfach eine Technik, das vegetative System auf Dauer einigermaßen im Lot zu halten, so dass der Körper nicht ständig weiter in einen Stresszustand gerät.
Mehrere Kohlenhydrate auf einmal genossen bewirken (ähnlich wie beim Dumping-Syndrom des operierten Magens) eine erneute Insulinausschüttung und damit ist der Anfang für einen Teufelskreis gelegt.

Wie aus einer negativen Impulskurve eine positive wird

So wie hier im Beispiel Zucker eingesetzt wird, kann auch mit Fruchtzucker, Brot, Milch, Kartoffel, Öl und Butter verfahren werden. Es wird eine sich steigernde Kleinstmenge eingesetzt. Manchmal dauert eine Einzeltetappe auch länger als vier Tage. Waren vier Tage der Vorstufe noch nicht ausreichend, geht man einen 30 Minutenschritt für weitere vier Tage zurück.
Das Maß für das Gelingen ist das Sättigungsgefühl oder die Speichelmenge, die nach Einnahme von Zucker mehr wird. Starten Sie morgens mit ¼ Teelöffel Zucker. Wenn Sie nicht erst nach zwei Stunden, sondern schon nach 30 Minuten oder nach einer Stunde wieder Hunger bekommen, kann die Impulskurve nach folgendem Schema angehoben werden:

4 Tage lang

- morgens nüchtern: ¼ TL Zucker
- 30 Minuten später: ½ TL Zucker
- 30 Minuten später: weiter nach dem allgemeinen Prinzip

4 Tage lang

- morgens nüchtern: ¼ TL Zucker
- 1 Stunde später: ½ TL Zucker
- 1 Stunde später: weiter nach dem allgemeinen Prinzip

4 Tage lang

- morgens nüchtern: ¼ TL Zucker
- 1½ Stunde später: ½ TL Zucker
- 1½ Stunde später: weiter nach dem allgemeinen Prinzip

4 Tage lang

- morgens nüchtern: ¼ TL Zucker
- 2 Stunde später: ½ TL Zucker
- 2 Stunde später: weiter nach dem allgemeinen Prinzip

Nahrungsmittel-unverträglichkeiten

In diese Gruppe gehören recht viele Krankheitsbilder: Zöliakie, Laktoseunverträglichkeit, Allergisches Asthma, Heuschnupfen, Neurodermits, Migräne, Darmpilze, Sodbrennen, Müdigkeitssyndrom, hypermotorische Störungen.

Fünfzig Prozent der Menschen meinen an einer Nahrungsmittelunverträglichkeiten zu leiden. Bei nur 1 % liegt eine echte Allergie gegen Nahrungsmittel vor. Einzelne Nahrungsmittel sind die Verursacher von diesen regelmäßig immer wiederkehrenden Störungen.

Zuckerunverträglichkeiten zeigen sich als hochgradig veränderte Impulskurven, die zu unterschiedlichen Beschwerden führen: Migräne, Sodbrennen, Darmpilz oder Durchfall. Eine Zuckerunverträglichkeit hat nichts mit einem Diabetes zu tun!

Bekannt ist: Jeder 400ste Bürger leidet unter einer Getreideunverträglichkeit. Mehl ist weltweit ein Hauptnahrungsmittel. Heuschnupfen, Sodbrennen, Zöliakie, allergisches Asthma, Migräne und weitere Störungen sind nach Beseitigung dieser Unverträglichkeit verschwunden! Bisher waren nur Auslassdiäten möglich – das kann sich jetzt ändern!

In gleicher Art und Weise veränderte Impulskurven sind bei den unterschiedlichsten Erkrankungen zu finden.

An Multipler Sklerose Erkrankte weisen beispielsweise alle veränderte Fettmuster auf.

Eine Nahrungsmittelunverträglichkeit bedeutet: Nach jedem Genuss einer bestimmten Nahrungsmittel-Grundsubstanz (wie beispielsweise Getreide oder Fruchtzucker) wird eine unangenehme körperliche Reaktion ausgelöst. So kann beispielsweise durch Obst regelmäßig ein Durchfall provoziert werden. Bisher bestand die Schwierigkeit darin, die „Übeltäter" aufzufinden. Der Speicheltest deckt alle Unverträglichkeiten auf.

Vielleicht wird Ihnen jetzt noch bewusster wie grundlegend bedeutend die Ernährung ist!

Sodbrennen, empfindlicher Magen, Reizmagen

Der Parasympathikus ist für die Säurebildung im Magen zuständig. Verstärkt wird die Säureproduktion durch das Hormon Gastrin und durch Histamin, die beide vom Magen freigesetzt werden. Starke Säurebildung führt zu Sodbrennen, Magenschleimhautentzündung. Und wirkt die Säure über lange Zeit sehr stark auf die Magenschleimhaut, entsteht unter Umständen ein Magengeschwür. Medikamentös helfen H2 Blocker oder Protonenpumpenblocker.

In meinem System gedacht, neigt grundsätzlich der hohe vegetative Typ zu vermehrter Säureproduktion. Er produziert viel Speichel, entsprechend auch viel Magensäure.
Hier kann ich zur Linderung der Symptomatik grundsätzlich das Essensprinzip anraten: eine Kohlenhydratart pro Mahlzeit und mindestens zwei Stunden Pause zwischen den einzelnen Mahlzeiten.

Sollten die Beschwerden immer noch nicht gelindert sein, versuchen Sie morgens einen Teelöffel Öl als erste Mahlzeit einzunehmen und zwei Stunden später ein Frühstück. Leben Sie nach den allgemeinen Regeln für den hohen vegetativen Typ.

Als erstes sind Kohlenhydratmischungen für die starke Säurebildung verantwortlich wie: Marmeladenbrote, Kuchen oder der Orangensaft zum Käsebrot.
Zusätzlich könnte eine Nahrungsmittelunverträglichkeit vorliegen, meistens gegen Getreide oder Zucker. Die Impulskurve schießt dann auf die doppelte oder dreifache Höhe empor, parallel dazu steigt die Magensäureproduktion an.

Testen Sie an sich aus, ob Sie nach einem Stück Zucker oder nach einer kleinen Ecke Weißbrot Sodbrennen bekommen oder eine starke Speichelproduktion.

Sollten Sie eine Substanz herausgefunden haben, verfahren Sie folgendermaßen:

1. Woche

- morgens nüchtern: 1 TL Olivenöl
- 2 Stunden später: 1 TL Olivenöl
- 2 Stunden später: weiter nach dem allgemeinen Prinzip

Damit haben Sie Ihr Grundsystem gesenkt.

---

2. Woche

- morgens nüchtern: 1 g Weizenbrot
- 2 Stunden später: 5 g Weizenbrot
- 2 Stunden später: 10 g Weizenbrot
- 2 Stunden später: weiter nach dem allgemeinen Prinzip

Sollten Sie festgestellt haben, dass Zucker der Übeltäter ist, nehmen Sie anstatt Brot ¼ TL Zucker, ½ TL Zucker und 1 TL Zucker.
In einigen wenigen Fällen werden Sie bei Fruchtzucker oder Milch fündig.

Es ist möglich, dass verschiedene Unverträglichkeiten parallel bestehen. Dann muss Woche für Woche mit Kleinstmengen neu codiert werden.
Die Impulskurve reguliert sich in der Regel nach einer Woche Therapie. Sie zeigt danach ein Normal-Muster.

Sollten Sie jetzt denken: Das ist alles viel zu kompliziert und zu anstrengend, dann kann ich nur dagegenhalten: Erstaunlicherweise ist es überhaupt möglich, Impulskurven, Sinnesqualitäten, Nervenstrommuster, genetische Informationsmuster, wie immer man sie bezeichnen will, zu verändern!

Nahrungsmittelunverträglichkeiten verlieren sich nicht von allein! Die behält man normalerweise ein Leben lang! Wie allgemein bekannt ist, nehmen entsprechende Beschwerden, je länger Sie bestehen, eher zu.

In der Regel leiden Menschen mit Nahrungsmittelunverträglichkeiten oder der hohe vegetative Typ unter Sodbrennen. In wenigen Fällen tritt dieses Beschwerdebild auch bei niedrigen Typen auf.

Magenkrämpfe, Übelkeit

Der Sympathikus versorgt die Muskulatur und die Gefäße des Magens. Betrachtet man den Verlauf einer normalen Impulskurve, befindet sich die Erregungswelle zwei Stunden nach Impulssetzung im negativen Bereich.

Fast zwei Stunden ist der Parasympathikus (positiver Bereich) aktiviert: Magensäure wird zur Verdauung produziert.
Danach liegt die Aktivität beim Sympathikus (negativer Bereich):

Das anverdaute Essen wird durch Bewegungen der Magenwand weitergeschoben.
Die Impulskurve ist der Dirigent für alle zu erfolgenden Körperreaktionen!

Übelkeit und Magenkrämpfe können häufiger vorkommen, wenn das vegetative System sich generell nach unten verschoben hat – also beim niedrigen vegetativen Typen.

Eine Impulskurve, die frühzeitig in den negativen Bereich zieht, bewirkt Übelkeit und Magenkrämpfe. Dies ist bei den Unterzuckertypen leicht der Fall.
Stress, psychische Belastungssituationen oder Schock und Traumata bewirken über andere Regelkreise (letztendlich im vegetativen System) eine Verstärkung der Symathikuswirkung, damit verbunden sind häufig Übelkeit und Magenkrämpfe. Zusätzlich rast häufig der Puls.

In dieser Situation können Sie MCP Tropfen nehmen oder ein Stück Zucker oder trockenes Weißbrot. Sollte es Ihnen in der akuten Situation nach 15 – 20 Minuten noch nicht besser gehen, nehmen Sie erneut ein Stück Würfelzucker oder eine Krume Weißbrot.
Spätestens nach weiteren 15 Minuten sollten die Körperfunktionen sich wieder normalisiert haben.

Sollten Sie über längere Zeit unter einem Stressmagen leiden, testen Sie folgendes:

1. Woche

■ morgens nüchtern:	½ TL Zucker
■ 30 Minuten später:	1 TL Zucker
■ 1 Stunde später:	weiter nach dem allgemeinen Prinzip

2. Woche

■ morgens nüchtern:	1 g Weizenbrot
■ 30 Minuten später:	5 g Weizenbrot
■ 1 Stunde später:	weiter nach dem allgemeinen Prinzip

Darmfunktionsstörungen

Der Darm wird teilweise über den Sympathikus und den Parasympathikus beeinflusst, besitzt aber noch weitere Rezeptoren. Er unterliegt einem eigenen Regelkreis – wie das Herz und die Lunge auch. Außerdem befinden sich im Darm sensorische Äste, die auf Dehnung und chemische Reize reagieren. Da sich die Psyche direkt auf die Darmfunktionen auswirken kann, wird der Darm auch als „versprengtes Gehirn" bezeichnet.

Durchfall

Auch hier sind es häufig Nahrungsmittelunverträglichkeiten, die zu „durchschlagenden Wirkungen" führen können.
Bei zahlreichen Erkrankungen tritt Durchfall auf, beispielsweise bei Tumoren, Schilddrüsenleiden, bei der Colitis ulcerosa oder Morbus Crohn, auch eine Pankreatitis kann von Fettstühlen begleitet sein.
Eine organische Ursache sollte auf jeden Fall ärztlich ausgeschlossen werden, ebenso müssen infektiöse Durchfälle abgeklärt werden.

Handelt es sich um eine akute Durchfallerkrankung ohne große Komplikationen, empfehle ich folgende Vorgehensweise:

1 Krume Weißbrot,
1 – 2 Stunden später: ein wenig Weißbrot
1 – 2 Stunden später: wieder Weißbrot

Normalerweise ist der Durchfall dann schon gestoppt. Folgende Lebensmittel können unter Einhaltung des allgemeinen Prinzips gegessen werden: Bananen, Cola, Salzstangen, Butterbrot, Nudeln mit Butter, Kartoffel mit Mohrrüben.

Zöliakie · Zöliakie-Syndrom · Sprue

Hinter allen Bezeichnungen steht eine Glutenunverträglichkeit. Das Klebereiweiß Gluten ist enthalten in: Weizen, Roggen, Gerste, Hafer und Mais, modifizierter Stärke, Verdickungsmitteln, Stabilisatoren, Stärke, Mehl, Gries, Graupen, Getreideflocken, Müsli, Haferflocken, Mehlsoßen, Malz, Malzkaffee, Süßigkeiten, oft in Eis, Whisky, Gin, Bier, häufig auch in Medikamenten.

Glutenfrei sind Reis, Hirse, Dinkel, Buchweizen, Hülsenfrüchte, Kartoffeln, Gemüse, Obst, Fleisch und Milch.

Gedeihstörungen, Blähbauch und rez. Durchfälle sind häufige Beschwerden. Dabei wird die Dünndarmschleimhaut angegriffen, die Zotten verflachen und werden abgebaut.
Zirka eine von 400 Personen leidet unter einer Getreideunverträglichkeit.

Anhand der Impulsmuster sind drei Nahrungsmittelunverträglichkeiten aufzufinden. Betroffen sind immer Weizenbrot, Milch und Fruchtzucker.
Sind alle drei Unverträglichkeiten nachzuweisen, dauert es viele Wochen, eine Neucodierung (Veränderung der Impulskurven) zu bewirken, aber es ist möglich.
Das Zöliakie-Syndrom, die etwas leichtere Form, ist nicht so problematisch. Nach der Veränderungstherapie können diese Menschen tatsächlich wieder Weizenbrot ohne Beschwerden essen.

Ein Einheitstherapieplan ist schwer zu erstellen. Individuelle Speicheltestungen während der Umstellungsphase sind dazu nötig.

Die veränderten Impulskurven bei vielen verschiedenen Nahrungsmittelunverträglichkeiten haben eine noch viel größere Tragweite – sie lösen nicht nur Beschwerden aus, sie beeinflussen darüber hinaus das Insulinregulationssystem, erhöhen das Risiko an Diabetes, Übergewicht und weiteren Zivilisationskrankheiten zu erkranken.
Eine Getreideunverträglichkeit kann zu verschiedenen Krankheitsbildern führen. Bei dem einen verengen sich die Bronchien, ein anderer bekommt einen Migräneanfall, der nächste Durchfall und Bauchkrämpfe.

Die Schlussfolgerung aus allem ist: Jeder sollte seine Impulskurven in Ordnung bringen! Das ist ein Garant für ein gesünderes Leben!

Bei meiner Patientin Renate P. wurden die Impulskurven von Getreide, Milch und Fruchtzucker erfolgreich in die Normalstruktur gebracht. Sie lebte nach dem allgemeinen Prinzip, hatte keine Bauchschmerzen und Durchfälle mehr. Ein Jahr später tauchte sie wieder in der Praxis auf – mit erneuten Durchfällen. Die Impulskurven waren nach Testung in Ordnung geblieben. Viel später kam heraus, was sich im Leben der Patientin geändert hatte. Sie trank zwischendurch ein Gläschen Wein – und Wein enthält bekanntlich Fruchtzucker. Sie veränderte diese neue Gewohnheit und war wieder beschwerdefrei.

Laktoseintoleranz

Auch bei einer Laktose-Intoleranz, einer Unverträglichkeit gegenüber Milch und Milchprodukten, die Milchzucker enthalten, treten Durchfälle auf.
Sie haben die Möglichkeit, sich auf die milchzuckerfreien Produkte zu beschränken (Tabelle Seite 66), oder die pathologische Impulskurve der Milch zu verändern.

Sollten Sie sich zu einem hartnäckigen Fall entwickeln, brechen Sie die Umcodierung ab. Leichte Fälle vertragen die Milch nach 10 – 14 Tagen.

1. Woche

- morgens nüchtern: 1 TL Milch *(3,5 % Fett, frische Vollmilch)*
- 1½ Stunden später: 2 TL Milch
- 1½ Stunden später: 3 TL Milch
- 1½ Stunden später: weiter im allgemeinen Prinzip

2. Woche

- morgens nüchtern: 1 TL Milch
- 2 Stunden später: 2 TL Milch
- 2 Stunden später: 3 TL Milch
- 2 Stunden später: weiter im allgemeinen Prinzip

In Europa leiden 10 – 20 % an einer Milchzuckerunverträglichkeit, in Asien ca. 90 % der Bevölkerung.
Blähungen, Übelkeit und Durchfälle sind lästige Beschwerden, eine Folgeerkrankung kann die Osteoporose werden. Ohne den Genuss von Milchprodukten kann es zu Calciummangel kommen. Orangensaft, Lachs und Brokkoli enthalten viel Calcium.

Meine Patientin Christiane W. hätte mit Ehemann, drei Kindern und einer freiberuflichen Tätigkeit als Grafikerin eine glückliche Frau sein können – wenn sie nicht seit Jahren an Durchfällen gelitten hätte. Sie suchte Rat bei Ärzten und Heilpraktikern, ließ sich im Krankenhaus von Kopf bis Fuß untersuchen, doch alles ohne Erfolg.
Fünf- bis achtmal eilte sie täglich zur Toilette, traute sich kaum aus dem Haus. Dann entschloss sie sich zu einer Umstellung ihrer Ernährung: Nur ein Kohlenhydrat pro Mahlzeit, zweistündige Essenspausen und strikter Verzicht auf Kaffee und Tee. Heute muss Frau W. sich nicht mehr nur in Reichweite einer Toilette aufhalten – sie ist von den Durchfällen befreit.

Verstopfung

Verstopfung kann das Symptom einer organischen Erkrankung, etwa der Leber oder Galle sein, eines Tumors im Darmbereich oder einer Darmverschlingung. Auch als Nebenwirkung einer Medikamenteneinnahme kommt es häufig zu Verstopfung. Verstopfung kann aber auch vegetativ bedingt sein: Wenn man ständig in Eile ist, unter hohem Stress steht oder zu eiweißlastig isst, liegt das vegetative System zu tief.
Vom Prinzip her geht es darum, den Parasympathikus anzuregen. Welche Kombination bei Ihnen am besten funktioniert, müssen Sie ausprobieren.

- 1 Würfelzucker
- 30 Minuten später : 1 Milchkaffee/Zucker

oder

- 1 Krume Brot
- 30 Minuten später: Müsli mit Milch und Zucker *(die große Ausnahme, da nicht im Prinzip)*

oder

- 1 Würfelzucker
- 30 Minuten später: 1 Tl Öl
- 30 Minuten später: Obst

Trinken Sie reichlich, essen Sie Leinensamenkörner und sorgen Sie ganz allgemein für eine ballastreiche Kost, um den Dehnungsreflex des Darms anzuregen.

Darmpilz

Pilzerkrankungen haben in den letzten Jahren erheblich zugenommen. Man könnte fast sagen, es ist eine Pilzhysterie ausgebrochen, von daher ist die Abklärung auf Pilzerkrankungen in die tägliche Praxis miteingeflossen. Patienten klagen über Afterjucken, Durchfall und unspezifische Bauchbeschwerden.

Mehrere spezielle „Anti-Pilz-Diäten" sind auf den Markt gekommen und traktieren einen Teil der Menschheit. Ein Hauptkriterium dieser Diäten ist das Auslassen von Zucker, in manchen ist sogar das Essen von Obst verboten. Wenn man einmal überlegt, wie viele Speisen übrig bleiben, die man dann noch essen darf, dann ist es kein Wunder, wenn abgemagerte, fahl aussehende Menschen herumlaufen – und je länger diese daran festhalten, auch noch schwächer, übellauniger und grauer werden.

In der Tat habe auch ich feststellen können: Die Ursache, dass Darmpilze sich vermehren können, liegt in einer Zuckerunverträglichkeit. Pilze „ernähren" sich durch Zucker.

In meinem Speicheltest ist die gesamte Zuckerkurve über 3 – 3½ Stunden erhöht. Sie sieht aber nicht wie eine Diabetikerkurve aus, deren Minutenwerte liegen konstant über der Norm. Ganz typisch für Nahrungsmittelunverträglichkeiten sind abenteuerliche hohe Minutenausschläge, die scheinbar immer wieder gegenreguliert werden. Von Minute zu Minute wird ganz viel Speichel und im nächsten Moment ganz wenig Speichel gebildet. Von der eigenen Empfindung her meint der Betroffene, eher einen trockenen Mund zu haben. Der Symathikus und der Parasympathikus stehen morgens nüchtern im Gleichgewicht. Es kann davon ausgegangen werden, dass diese Menschen gesund sind, nur durch die Zuckerunverträg - lichkeit Beschwerden bekommen.

Mir ist bisher nicht klar, wodurch es zu diesen Veränderungen kommt, wodurch diese Nahrungsmittelunverträglichkeiten entstehen. Sind die Gene „schuld“, werden die Codierungen im Säuglingsalter nicht richtig gesetzt, verändern Viren, Nahrungsmittelzusätze oder Strahlungen diese Strukturen? Oder sind es mehrere verschiedene Faktoren, die zu Nahrungsmittelunverträglichkeiten führen?

Erfreulicherweise gibt es durch die hier vorgestellten Therapiekonzepte eine Möglichkeit, Nahrungsmittelunverträglichkeiten zu verlieren.
(Ähnliche Kurven findet man bei Hypermotorischen Kindern und Erwachsenen.)

Mit folgendem Therapiekonzept gelingt es, die Nahrungsmittelunverträglichkeit gegen Zucker generell zu ändern und damit den Darmpilz dauerhaft zu besiegen.

1. Woche

- morgens nüchtern: 1 Würfelzucker
- 3 Stunden später: 1 Würfelzucker
- 3 Stunden später: 1 Würfelzucker
- 3 Stunden später: weiter im allgemeinen Prinzip

2. Woche

- morgens nüchtern: 1 Würfelzucker
- 2½ Stunden später: 1 Würfelzucker
- 2½ Stunden später: 1 Würfelzucker
- 2½ Stunden später: weiter im allgemeinen Prinzip

3. Woche

- morgens nüchtern: 1 Würfelzucker
- 2 Stunden später: 1 Würfelzucker
- 2 Stunden später: 1 Würfelzucker
- 2 Stunden später: weiter im allgemeinen Prinzip

Vielleicht ist es notwendig, die dritte Woche nochmals zu wiederholen. Erspüren Sie, ob der Zucker Ihnen in den letzten Tagen gut bekommen ist, ob nach Zuckereinnahme die Speichelproduktion zunimmt und ob Sie ein starkes Hungergefühl nach zwei Stunden entwickeln. Sollten Sie dieses so nachempfinden können, hat sich eine normale Zuckerimpulskurve aufgebaut. Sind Sie unsicher, wird es auf keinen Fall schaden, eine vierte Woche dranzuhängen.

Leben Sie mehrere Monate strikt nach dem allgemeinen Prinzip. Ausnahmen werden Ihnen später nicht mehr zusetzen.

Infektionserkrankungen

Mit Viren und Bakterien setzen wir uns tagtäglich auseinander. Es gibt Tage, da können drei Menschen einen anhusten und man wird nicht angesteckt, und es gibt Tage, da springen die Keime sofort über. Einerseits hat das sicherlich damit zu tun, ob das vegetative System im Gleichgewicht liegt oder auch nicht, andererseits damit, ob der Körper genügend Bausteine zur Abwehr bereitstellen kann, oder auch nicht.

Bei vielen Erkrankungen wird diskutiert, ob Viren für ihre Entstehung verantwortlich sind, ob Viren die Zündung für ein verändertes Immunsystem geben. Solche Erkrankung ist auch die Multiple Sklerose. Dazu später mehr.

Häufige Harnwegsinfekte

Bei Menschen, die zu häufigen Infektionen der Harnwege neigen, überwiegt meist der Sympathikus in seiner Aktivität. Der niedrige vegetative Typ hat eher einen trockenen Mund und im nüchternen Zustand eher große Pupillen.
Es ist der Parasympathikus, der für die Kontraktion (Zusammenziehung) der Harnblase sorgt. Liegt eine starke Dauererregung des Sympathikus vor, besitzt die Harnblase eine geringere Kontraktionskraft. Das führt dazu, dass der Urin länger in der Blase verweilt und vielleicht sogar noch eine Restmenge nach dem Wasserlassen in der Blase bleibt – „ein stehendes Gewässer"

ist die ideale Vorraussetzung dafür, dass sich Bakterien vermehren können.

Ein Harnwegsinfekt muss natürlich mit einem Antibiotikum behandelt werden. Doch zur Vorbeugung, dass erneute Infektionen nicht so leicht überspringen können, sollte das vegetative System grundsätzlich ein wenig angehoben werden, es sollte der körperliche Stresszustand geändert werden. Der Mensch sollte mit Nahrungsmittelimpulsen wieder in das vegetative Lot gebracht werden. Dazu eignet sich Zucker besonders gut, es kann aber auch Fruchtzucker oder Weizenbrot verwendet werden.

7 – 10 Tage

- morgens nüchtern: 1 Würfelzucker
- 30 Minuten später: 1 Würfelzucker
- 1 Stunde später: Frühstück im allgemeinen Prinzip

Danach sollte alle 1½ – 2 Stunden im allgemeinen Prinzip eine Kleinigkeit gegessen oder getrunken werden.

Tipp:

Preiselbeeren enthalten Hippursäure. Sie soll in größeren Mengen wie ein natürliches Antibiotikum wirken.

Preiselbeeren gibt es außerhalb der Saison auch tiefgefroren oder als Sirup zum Verdünnen mit Wasser.

Infektionen der oberen Luftwege

Wenn Sie spüren, dass Sie eine Erkältung bekommen, Sie Fieber haben oder an einer Bronchitis leiden, dann sollten Sie die alleinige Wirkung vom Olivenöl, Rapsöl oder Distelöl nutzen.

In einer Studie zur Verbesserung der Abstoßreaktionen von Herztransplantaten, hat man Öl isoliert eingesetzt. Die frühzeitigen Abstoßreaktionen wurde dadurch nicht verbessert, es konnte aber festgestellt werden, das die Werte zur Steigerung des Immunsystems und zur Abwehr von Entzündungen um 30 % anstiegen. Das ist eine Wirkung dieser Öle.

Bei Infekten kann man sich diese Wirkung generell zu Nutzen machen. Tausende meiner Patienten waren erst ungläubig, versuchten es aber und waren dann total begeistert von dem Effekt.

Der entzündungshemmende Effekt von Öl erweist sich beispielsweise auch bei Neurodermitis-Patienten als sehr förderlich bei der Abheilung der Ekzeme.

Bestimmen Sie zuerst Ihren vegetativen Typ:

Der **hohe vegetative Typ** beginnt morgens mit einem Teelöffel Öl und frühstückt erst zwei Stunden später. Öl muss seine Wirkung ganz allein für zwei Stunden entfalten können. Wer zuerst frühstücken möchte, kann dieses auch tun. Er setzt einen Teelöffel Öl zwei Stunden nach dem Frühstück ein und nimmt in den folgenden zwei Stunden nichts weiter außer Wasser zu sich.

Der **niedrige vegetative Typ** hebt sein System vorher mit Zucker an. Zucker besitzt eine positive Wirkung auf die Sekretionsförderung, löst den Schleim.

Das sieht folgendermaßen aus:

Frühstück

- 2 Sunden später: 1 Würfelzucker
- 30 Minuten später: 1 TL Öl
- 2 Stunden später: weiter im allgemeinen Prinzip

Chronische oder häufige Nebenhöhlenentzündungen

Hier kann man die stark abschleimende Wirkung von Zucker nutzen. Verfahren Sie nach folgendem Schema:

7 – 10 Tage

- morgens nüchtern: 1 Würfelzucker
- 30 Minuten später: 1 Würfelzucker
- 1 Stunde später: weiter im allgemeinen Prinzip

(Wer es aushalten kann, sollte an dieser Stelle einen TL Öl einnehmen und zwei Stunden später ins allgemeine Prinzip gehen.)
Öl regt zusätzlich noch das körpereigene Immunsystem an!

Multiple Sklerose

Erstaunliche Erfolge konnte ich bei Multiple Sklerose (MS)-Erkrankten erzielen.
Alle Patienten mit dieser Erkrankung hatten sich Jahre vor Ausbruch der Krankheit mit dem Epstein Bar Virus auseinandergesetzt, waren an einer Mononukleose (oder auch Pfeiffersches Drüsenfieber genannt) erkrankt.

Bei allen konnte ich im Speicheltest eine stark veränderte Fettkurve finden: die Öl- wie Butterkurve, wie ein Teil der Milchkurve auch.
Die Fettkurven waren entweder über lange Zeit zu stark erhöht oder gesenkt. Eine Erkrankung kann in beiden vegetativen Entweichungsbildern vorkommen.
Das mag, nebenbei bemerkt, vielleicht der Grund dafür sein, dass Medikamente schnell und gut und ohne Nebenwirkungen helfen oder umgekehrt, nur ein wenig helfen und viele Nebenwirkungen bereiten.

Wie bei anderen Erkrankungen auch, so kommt die MS in beiden vegetativen Bereichen vor.

Bearbeitet man die Fettkurven und zusätzlich einzelne Fettsäuren, entstehen wieder normale Fettimpulskurven. Das hat zur Folge, dass der Körper jetzt nach dem Essen von Fett nicht mehr aus dem Gleichgewicht gebracht wird. Fett kann jetzt regelrecht, so wie es sein soll, vom Körper verarbeitet werden.

Dadurch steigt die Muskelkraft enorm an. Menschen berichteten mir, dass sie wieder einen Sessel tragen konnten, längere Strecken zu Fuß zurücklegen konnten, und dass es über viele Jahre zu keiner Verschlechterung des körperlichen Zustandes, ganz im Gegenteil zu Verbesserungen, kam. Sie hielten sich streng an das allgemeine Essensprinzip.

Für mich hat es fast den Anschein, dass der Körper vorher das aufgenommene Fett nicht verarbeiten konnte und es zwischenzeitlich zu Fettmangelerscheinungen kam. Fett musste ersatzweise aus den Myelinscheiden aus dem Gehirn und Rückenmark bereitgestellt werden.

Fett unter der Schutzwirkung von Schokolade konnten alle gut vertragen. Allen MS-Patienten geht es nach dem Essen von Schokolade besonders gut. Sie verspüren einen muskulären Kraftschub, der sonst bei anderen Speisen nicht gegeben ist.

Heute ist es in vielen Ländern möglich der Schokolade Fette aller Art unterzumischen. Achten Sie darauf, dass die Schokolade aus Kakaobohnen hergestellt wurde, denn dann ist gewährleistet, dass sich darin auch hochwertige Öle befinden.

Heuschnupfen

Eine Schnupfenart ist der Heuschnupfen – ein allergischer Schnupfen. Er tritt meist in der Zeit von Januar bis August auf. Manche Menschen sind ganzjährig betroffen.

Eine Pollenallergie macht die Blütezeit für die Betroffenen zur Leidenszeit. Die Symptome, die einem grippalen Infekt ähneln, werden durch die Ausschüttung von Histamin hervorgerufen.

Für mich stellt sich dieses Leidensbild im vegetativen System ganz anders da. Der Pollenallergie liegt meistens eine Nahrungsmittelunverträglichkeit gegen Getreide zu Grunde, in einigen wenigen Fällen sind auch Milch, Zucker und Fruchtzucker betroffen. Ein Niesen oder Naselaufen tritt immer dann auf, wenn das vegetative System zu stark durch erhöhte oder erniedrigte Impulskurven in die eine oder andere Richtung beeinflusst wird. Man könnte es als Entgleisung des vegetativen Systems in die eine oder andere Richtung bezeichnen, wobei die Entgleisung nach oben, in den Parasympathikusbereich zu ca. 80 %, die andere nach unten zu 20 % auftritt.

Gelingt es, die Impulskurve für Getreide in eine Normalkurve zu verwandeln, so verliert sich der Heuschnupfen. Nun können Pollen nur noch „andocken", wenn das gesamte vegetative System nicht im Lot ist. Und das kann geschehen, wenn mehrere Kohlenhydratarten innerhalb einer Mahlzeit gegessen werden oder Schluck für Schluck Wein über mehrere Stunden getrunken wird.

Symptomatische Hilfestellung für den hohen vegetativen Typ:

- morgens nüchtern: 1 TL Öl
- 2 Stunden später: deftiges Frühstück, Kräuter- oder grüner Tee
- 2 Stunden später: weiter im allgemeinen Prinzip

Was Sie beachten sollten:

- Schwarzer Tee und Kaffee sollten gemieden werden.
- Halten Sie sich streng an die Regel: nur eine Kohlenhydratart pro Mahlzeit.
- Essen Sie in der Heuschupfenzeit etwas fettlastiger.
- Meiden Sie alle Getreideprodukte: Kuchen, Pizza, Gries, Nudeln, Brot, essen Sie stattdessen Kartoffeln, Reis und Reistafeln.

Öl morgens eingenommen stabilisiert das vegetative System, von daher ist der Heuschnupfen abgeschwächt.
Wenn Sie Ihre Getreideunverträglichkeit grundsätzlich beheben wollen, dann folgen Sie den Therapieempfehlungen. Bitte möglichst nicht in der Saisonzeit beginnen!

1. Woche

- morgens nüchtern: 1 TL Öl
- 2 Stunden später: 2 TL Öl
- 2 Stunden später: 3 TL Öl
- 2 Stunden später: weiter im allgemeinen Prinzip

2. Woche

- morgens nüchtern: 1 g Weißbrot
- 2½ Stunden später: 5 g Weißbrot
- 2½ Stunden später: 10 g Weißbrot
- 2½ Stunden später: weiter im allgemeinen Prinzip

3. Woche und 4. Woche

- morgens nüchtern: 1 g Weißbrot
- 2 Stunden später: 5 g Weißbrot
- 2 Stunden später: 10 g Weißbrot
- 2 Stunden später: weiter im allgemeinen Prinzip

Gehören Sie zu den 20 %, die keine Getreideunverträglichkeit haben, sondern eine Zuckerunverträglichkeit, sollten Sie dieses Umcodierungsprinzip mit Kleinstmengen von Zucker bewältigen. Wenn Sie nicht wissen, wo Ihre Unverträglichkeit liegt, nehmen Sie morgens im Abstand von 30 Minuten Zucker oder Milch oder Brot zweimal hintereinander. Sie werden spüren, nach welchem Nahrungsmittel Sie niesen oder schnupfen.

Heuschnupfen kommt auch beim **niedrigen vegetativen Typ** vor. Hier habe ich weniger eine direkte Nahrungsmittelunverträglichkeit beobachtet, als eine systemische Wirkung.
Dieses Impulsbild ähnelt dem des Unterzuckers: verschiedene Impulskurven gehen anstatt in den hohen Bereich in den niedrigen. Jedoch fallen sie heftiger ab, als beim Unterzucker.

Sie werden beobachtet haben, dass die meisten Antihistaminika, die Sie verschrieben bekommen haben, Ihnen keine Erleichterung gebracht haben. Diese helfen nur wirklich gut beim hohen vegetativen Typ.

Was Sie beachten sollten:

- Nehmen Sie regelmäßig alle 1½ – 2 Stunden eine Kleinigkeit zu sich nach den Regeln des allgemeinen Prinzips
- Schokolade ist eine gute Zwischenmahlzeit.
- Schwarzer Tee ist ein stabilisierendes Getränk, Cola wird häufig auch besonders gut als Zwischenmahlzeit vertragen.
- Um das vegetative System zu stabilisieren, können MCP Tropfen, vier mal täglich vor den Hauptmahlzeiten eingenommen, helfen.

Nehmen Sie morgens ein Stück Zucker, nach 30 Minuten einen Teelöffel Öl und frühstücken Sie 30 Minuten später, essen Sie dann nach den Regeln des allgemeinen Prinzips weiter. Gelingt es, das vegetative System stabil zu halten, können die Pollen nicht „andocken".

Vielleicht wollen Sie auch grundsätzlich das System ändern:

Überprüfen Sie, welche Nahrungsmittel den Mund trocken machen und Sie niesen oder schnupfen lassen. Nehmen Sie morgens nüchtern 1 Stück Zucker, 30 Minuten später erneut ein Stück Zucker und warten 1 – 2 Stunden ab, ob eine negative Reaktion eintritt.

So verfahren Sie zum Austesten mit Fruchtzucker, Milch, Öl, Weizenbrot.
Haben Sie das oder die jeweiligen Nahrungsmittel herausgefunden, blättern Sie zum Kapitel „Unterzucker" zurück und wenden entsprechendes Therapieschema an.

Neurodermitis

Neurodermitis ist eine chronische Hauterkrankung mit juckenden und teilweise nässenden Ausschlägen. Sie kommt beim hohen und beim niedrigen Typ vor.
Neurodermitis, Asthma und Heuschnupfen kommen aus einer gemeinsamen Erbdisposition, unter Umständen wechseln ihre Erscheinungsbilder von einer Störung in die andere. In dem einen Jahr ist die Neurodermites schlimmer und im nächsten Jahr der Heuschnupfen.
Verschiedene Nahrungsmittel können der Auslöser sein: Häufig sind es Getreide, Fruchtzucker oder Milch.

Was können Sie beachten:

- Bestimmen Sie Ihren vegetativen Typ und leben Sie entsprechend nach den allgemeinen Kriterien des Prinzips.
- Salben Sie die Haut nur wenig. Im Sommer mit einer Creme, unter 0 °C Außentemperatur mit einer Fettsalbe. Risse in der Haut in Gelenknähe müssen mit Salben geschmeidig gehalten werden.
- Verwenden Sie möglichst naturbelassene Nahrungsmittel, denn Nahrungsmittelzusätze können auch Juckreiz auslösen.

Grundsätzlich sollte der **hohe vegetative Typ** seinen Tag mit einem Teelöffel Öl beginnen und nach zwei Stunden nach den Kriterien des allgemeinen Prinzips leben.

Der **niedrige Typ** beginnt mit einem Stück Zucker, nimmt nach 30 Minuten einen Teelöffel Öl und nach zwei Stunden verfährt er nach dem allgemeinen Prinzip weiter.
Die heilende entzündungshemmende Wirkung von Öl sollte genutzt werden. Isst man ein Salatblatt zum Öl, ist der Zauber nicht mehr gegeben: Öl kann seine heilende Wirkung nur in purer Form entwickeln.

7 – 10 Tage

- morgens nüchtern: 1 TL Öl
- 2 Stunden später: 1 TL Öl
- 2 Stunden später: 1 TL Öl
- 2 Stunden später: weiter im allgemeinen Prinzip

Der niedrige vegetative Typ nimmt 30 Minuten vor dem Öl noch Zucker.

Wie Sie die einzelnen Nahrungsmittelunverträglichkeiten therapieren können, lesen Sie im Kapitel Heuschnupfen nach.

Asthma bronchiale

Auch hier findet man zwei verschiedene Erscheinungsbilder. Hervorragend helfen kann dieses Ernährungsprinzip den Asthmatikern vom hohen vegetativen Typ. Sie haben das Gefühl, fast an ihrer übermäßigen Speichelproduktion zu ersticken. Hier sind es viele verschiedene Nahrungsmittelunverträglichkeiten, die eine Bronchienverengung auslösen. Eine Impulskurvenkorrektur sollte jedoch nicht allein probiert werden – bitte nur in Zusammenarbeit mit einem Arzt.

Was beachtet werden sollte:

- Öl hat eine entzündungshemmende Wirkung - die Öltage im Kapitel Neurodermites helfen auch dem Asthmatiker.
- Der niedrige Typ – der Emphysemasthmatiker – kann morgens mit einem Stück Zucker beginnen, nach einer Stunde ein weiteres einnehmen und nach einer Stunde frühstücken.
- Der hohe vegetative Typ beginnt mit einem Teelöffel Öl und frühstückt generell etwas fettlastiger nach zwei Stunden.
- Halten sich beide Typen an die entsprechenden allgemeinen Regeln des Ernährungsprinzips, so wird der eine oder andere bronchienerweiternde Sprühstoß nicht benötigt.

Migräne und Spannungskopfschmerzen

Jeder vierte Mensch scheint in Europa davon betroffen zu sein. 150 Millionen Arbeitsunfähigkeitstage weltweit sowie eine Millionen Schulfehltage zeigen deutlich, dass die Migräne weitverbreitet ist. Bisher konnten keine Ursachen gefunden werden. Einer Nahrungsmittelunverträglichkeit konnte bisher niemand auf die Spur kommen. Doch der Speicheltest macht es möglich!

Die Migräne bietet kein einheitliches Bild, von daher war die Ursachenforschung bisher schwierig.

Die verschiedenen Migränetypen:

1. Migräne:	plötzlich einschießender Kopfschmerz, teilweise mit Aurasymptomatik,
2. Migräne:	Cluster-Symptomatik, entwickelt sich innerhalb von 1 – 2 Stunden
3. Spannungskopfschmerz:	kommt häufig bei Diabetikern vor und bei verschiedenen Nahrungsmittelunverträglichkeiten
4. Migräne oder Spannungskopfschmerzen:	medikamenteninduziert oder durch langjährigen Schmerzmittelgebrauch

1. Migräne:

Während des Speicheltests kann ein Migräneanfall ausgelöst und direkt gemessen werden. Dieser Test ist jederzeit wiederholbar.
Die Nahrungsmittelunverträglichkeit kann durch Weizenbrot oder Zucker ausgelöst werden. Zwei Stunden nach Einnahme von dem jeweiligen Nahrungsmittel scheint alles noch in Ordnung zu sein, doch dann entwickelt sich plötzlich eine rasant hohe Speichelmengenproduktion. Der Parasympatikus wird blitzartig und immer wieder blitzartig angeregt und die Migräne beginnt innerhalb von Minuten. Parallel dazu erweitern sich die Gefäße im Körper und im Kopf.
Es entsteht eine Lärm- und Lichtempfindlichkeit, Übelkeit und Erbrechen sind weitere Beschwerden, die zu den Kopfschmerzen hinzutreten.10 – 15 % der Migränepatienten entwickeln vor Beginn der Kopfschmerzen neurologische Reiz- und Ausfallsymptome, die sogenannte Aura: Lichtblitze, flackernde Zickzacklinien oder Gesichtsfeldausfälle oder auch Lähmungen, Sprach- und Sprechstörungen.

Die Migräne ist eine komplexe Erkrankung, die viele verschiedene Hirnsstrukturen wie die Hirnrinde, den Hypothalamus, das Mittelhirn und den Hirnstamm betreffen.
Bekannt ist, dass Wetterwechsel, Alkoholgenuss, Lärm, Flickerlicht und Wechsel im Hormonspiegel Triggerpunkte sein können. Alle genannten Veränderungen haben eines gemeinsam, sie heben das vegetative System, verstärken den Parasympathikustonus.

Was kann man dagegen tun?

Bestimmen Sie zuerst einmal Ihren Migränetyp. __________

Sollte das zuvor beschriebene Bild zu Ihnen passen, sollten Sie nun austesten, ob der Auslöser Brot oder Zucker ist:

- Nehmen Sie morgens nüchtern eine Krume Brot zu sich. Warten Sie 2½ – 3 Stunden ab. Beginnt während dieser Zeitspanne kein Kopfdruck und auch keine Migräne – dann ist Getreide nicht die Nahrungsmittelunverträglichkeit.(Eine gesunde Reaktion ist ein Hungergefühl!)
- Am folgenden Tag nehmen Sie morgens nüchtern einen gehäuften Teelöffel Zucker zu sich. Warten wieder 3 Stunden ab. Hat sich auch unter Zucker keine Migräne ausgelöst – dann gehören Sie nicht zu diesem Migränetyp.

Sollte Brot oder Zucker einen Migräneanfall, oder zumindest einen Ansatz dazu, ausgelöst haben, so empfehle ich folgendes Therapiekonzept:

10 – 14 Tage Brot oder Zucker

- morgens nüchtern: 1 g Weißbrot oder ¼ TL Zucker
- 2 Stunden später: 5 g Weißbrot oder ½ TL Zucker
- 2 Stunden später: 10 g Weißbrot oder 1 TL Zucker
- 2 Stunden später: weiter im allgemeinen Prinzip

Ist der Verursacher Brot, sollte zumindest in der ersten Woche kein Mehl tagsüber gegessen werden. Reistafeln können auch mit Käse oder Wurst belegt werden – essen Sie einfach zweimal ein Mittagessen!

Wenn Zucker die Migräne auslöst, vermeiden Sie während der ersten Woche zuckerhaltige Speisen.

Wahrscheinlich bekommen Sie zwischen dem 2. – 5. Tag eine heftige Migräneattacke. Sie könnte die letzte in Ihrem Leben sein! Brechen Sie diese Umcodierungsphase nicht ab.
Wenn Sie zwei Stunden nach Brot oder Zucker ein Hungergefühl entwickeln ist die Neucodierung wahrscheinlich gelungen.
Leben Sie bitte in der darauffolgenden Zeit nach dem allgemeinen Prinzip.
Es könnte sein, dass Sie an manchen Tagen das Gefühl haben, dass sich wieder eine Migräne aufbauen könnte: *Sie hätten es dann mit einer Schmerzerinnerung zu tun.*
In diesem Fall essen Sie als nächstes beispielsweise eine Wurst, eine Avocado oder einen fetten Fisch. Manchen hilft ein Kaffee – dann lässt der Kopfdruck sofort nach.

Sie werden es in den Wochen darauf kaum glauben – Sie haben unter Umständen 30 Jahre lang regelmäßig Tabletten oder Spritzen einsetzen müssen – das alles ist jetzt vorbei!

Nun gibt es hierzu auch wiederum das genau umgekehrte Migräne-Bild:
Die Migräne kann auch durch eine starke Engstellung der Gefäße ausgelöst werden. In diesem Fall bewirken einzelne Nahrungsmittel eine Austrocknung des Mundes. Sie lösen keine positive, sondern eine negative Impulskurve aus. Auch hier sind die Auslöser größtenteils Getreide und Zucker, aber auch Milch und Fruchtzucker können negative Impulskurven aufzeigen.

Zwei Stunden nach Einnahme des jeweiligen Nahrungsmittels hat die Impulskurve ihren Tiefpunkt erreicht. Wird beispielsweise das gleiche Nahrungsmittel dann nochmals gegessen, zieht sich die Impulskurve bis an die Nulllinie zurück. Der Migräneanfall ist ausgelöst.
Dieser Migräne-Typ hat sehr viel Ähnlichkeit mit dem Unterzucker-Typ. Der Fall der Impulskurve ist in der Regel stärker.

Testen Sie auf jeden Fall einzeln aus, ob eine Nahrungsmittelgrundsubstanz: Zucker, Brot, Milch oder Fruchtzucker Ihren Mund innerhalb der nächsten zwei Stunden zunehmend austrocknen lässt oder sogar einen Kopfschmerz auslöst.

Migräne – hoher Typ

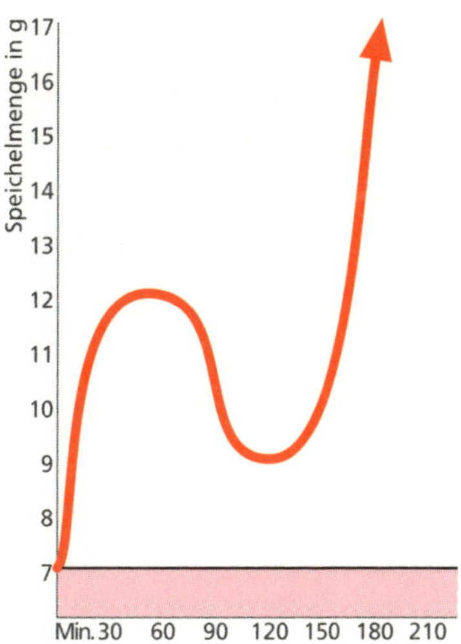

Migräne – niedriger Typ

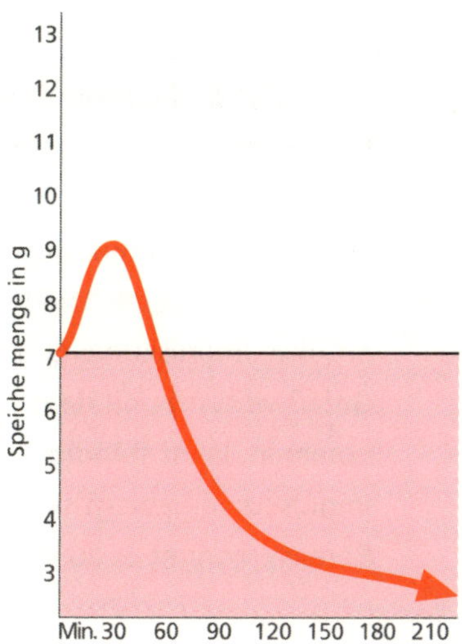

Das Therapiekonzept sieht folgendermaßen aus:

7 – 10 Tage

- morgens nüchtern: 1 g Brot (1 Krume)
- 30 Minuten später: 5 g Brot
- 2 Stunden später: 5 g Brot
- 2 Stunden später: 10 g Brot
- 2 Stunden später: weiter im allgemeinen Prinzip

2. Die Cluster-Migräne

Die Cluster-Migräne betrifft häufiger Männer als Frauen. Die Schmerzattacken sind von hoher Intensität und immer auf derselben Gesichtsseite lokalisiert. Man unterscheidet den episodischen Kopfschmerz, der mit beschwerdefreien Intervallen auftritt, von dem chronischen Cluster-Kopfschmerz, bei dem keine schmerzfreien Tage mehr auftreten.

Auch hier sind Nahrungsmittelunverträglichkeit die Verursacher. Meist jedoch kein einzelnes, sondern mehrere. Es handelt sich hierbei um Impulskurven, die nicht ganz die Höhe der Impulskurven der anderen Migräneform erreichen, aber 3 – 4 Stunden im erhöhten Bereich verweilen. Wird erneut auf eine noch erhöhte Impulskurve gegessen, kann es zu einer starken Gefäßweitung und damit zu einem verstärkten Kopfschmerz kommen. Wird ständig zu früh wieder gegessen oder die Impulskurve bewegt sich überhaupt nicht mehr in den negativen Bereich, kommt es zu einem Dauerkopfschmerz.

Therapiemöglichkeit:

Jedes einzelne Nahrungsmittel sollte neu codiert werden:

- 1. Woche: Brot,
- 2. Woche: Zucker,
- 3. Woche: Öl,
- 4. Woche: Milch,
- 5. Woche: Fruchtzucker,
- 6. Woche: Kartoffel,
- 7. Woche: Butter,
- 8. Woche: Schokolade

Verwenden Sie das allgemeine Therapieschema: alle 2 Stunden um eine kleine Menge erhöhen.

3. Der Spannungskopfschmerz

Der Spannungskopfschmerz liefert im vegetativen Impulsmustersystem eine abgemilderte Form des Cluster-Kopfschmerzes. Er kommt häufig bei Diabetikern vor. Diabetiker liefern ein Bild von zeitlich verlängerten Impulskurven. Hier kann man grundsätzlich raten, längere Zeiten zwischen den einzelnen Mahlzeiten verstreichen zu lassen.

Weitere Informationen finden Sie unter dem Thema Diabetes und Unterzucker.

Hörsturz

Ein Hörsturz ist eine akute Durchblutungsstörung des Innenohrs. Die Ursache ist nicht bekannt. Ein Hörsturz wird empfunden als ein dumpfes Ohrgefühl, es kann akut nichts mehr gehört werden und es entsteht ein Pfeifgeräusch.
Diese Situation ist im Speicheltest wunderbar messbar. Es wird fast kein Speichel mehr produziert. Werden Minutenwerte gemessen, so liegen drei bis vier Minutenwerte auf der Nulllinie, gefolgt von einem einzigen, der 3 – 8 mg ergiebig ist (normal wäre 20 – 40 mg pro Minute). Und wieder sind nur Nullwerte zu registrieren.
Es gelingt innerhalb von ein bis zwei Stunden durch wiederholte Gabe von Würfelzucker alle 15 bis 30 Minuten, die Speichelproduktion wieder anzuregen. Der Pfeifton verschwindet dann allmählich. Kommt es nach Stunden erneut zum gleichen Phänomen muss nochmals mit Zucker gereizt werden.

Dann folgt eine Woche Zucker, denn das vegetative System sollte grundsätzlich angehoben werden:

- morgens nüchtern: 1 Stück Würfelzucker
- 30 Minuten später: 1 Stück Würfelzucker
- 1 Stunde später: weiter im allgemeinen Prinzip

Hörsturz

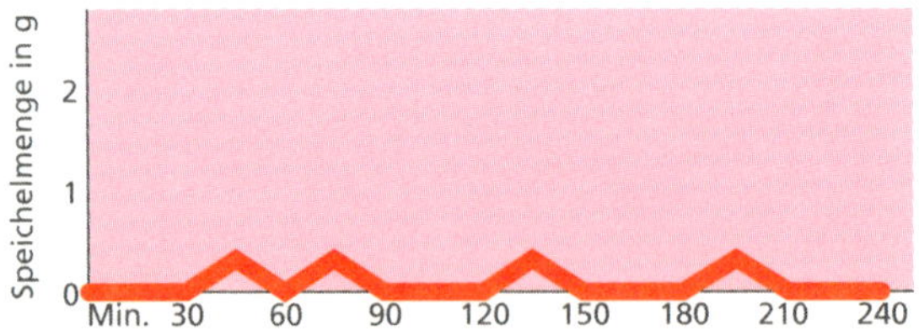

Kreislaufstörungen

Hoher Blutdruck (Hypertonie)

Bluthochdruck muss grundsätzlich vom Arzt abgeklärt werden. Dahinter verbergen sich häufig Erkrankungen oder Funktionsstörungen des Herzens, der Gefäße oder der Nieren. Manchmal ist ein hoher Blutdruck auch seelisch bedingt.
Wenn kein Organschaden vorliegt, sollte sich mit der Mischkost mit Rhythmus der Blutdruck senken lassen.

Wenn das vegetative System im Lot ist und keine organische Erkrankung vorliegt, hat man keinen hohen Blutdruck. Die Pulsfrequenz liegt in Ruhe zwischen 60 und 80 pro Minute.

Bestimmen Sie Ihren vegetativen Typ:

Der niedrige vegetative Typ neigt zu erhöhtem Blutdruck, lange vorher klagt er über zwischenzeitliches Herzrasen. Beim niedrigen Typ sind die Gefäße im Kopf und im Körper durchgehend enger gestellt – dadurch entsteht mehr Druck. Lange Zeit kann der Blutdruck durch eine erhöhte Pulsfrequenz normal gehalten werden. Im Gegensatz dazu sind die Herzkranzgefäße weitgestellt.

So bringen Sie Ihr System wieder ins Lot:

- morgens nüchtern: 1 Stück Würfelzucker
- 30 Minuten später: 1 Stück Würfelzucker
- 1 Stunde später: weiter im allgemeinen Prinzip

Sollte der Blutdruck sich nach zwei Wochen noch nicht stabilisiert haben, kann die Therapie eine Woche lang mit kleinen Brotreizen fortgesetzt werden.
Nehmen Sie Medikamente bitte erst nach den Zuckerreizen ein und versuchen Sie, diese gegebenenfalls unter ärztlicher Kontrolle zu reduzieren.

Der hohe vegetative Typ stolpert vegetativ von Anschlag zu Anschlag. Die Folge ist eine Dauerbelastung für die peripheren Gefäße und die Gefäße im Kopf. Grundsätzlich sind diese eher weitgestellt, durch häufige Insulinausschüttungen werden die Gefäße reaktiv enggestellt. Dieses Wechselspiel ist eine Belastung für das gesamte Gefäßsystem.

Die Gefäßsituation im Herzen ist genau umgekehrt zu der im Körper. Enge Herzkranzgefäße sind ein Risikofaktor für den Herzinfarkt. Werden enge Herzkranzgefäße zusätzlich von innen durch Cholesterinablagerungen noch enger, erhöht sich das Risiko.

Die Therapieempfehlung wäre:
Allein die Einhaltung des allgemeinen Ernährungsprinzips entlastet die Gefäßsituation, senkt den Blutdruck und wirkt einer häufigen Müdigkeit entgegen.
Meist liegen einer Systemverschiebung in den Parasympathikusbereich Nahrungsmittelunverträglichkeiten zu Grunde.
Vielleicht haben Sie zusätzlich Heuschnupfen, Sodbrennen oder ein Zöliakiesyndrom – der Bluthochdruck wird nicht die einzige

Beschwerde sein. Wenden Sie die Regulationsempfehlung, die Sie unter den jeweiligen Kapiteln finden, an.
Ansonsten nehmen Sie morgens einen Teelöffel Öl und nach zwei Stunden frühstücken Sie. Öl stabilisiert Ihr vegetatives System.

Das Venensystem ist durch die dauerhafte Weitstellung der peripheren Gefäße belastet. Geweitete Venen (Krampfadern) kommen am häufigsten beim hohen vegetativen Typen vor. Andererseits klagt dieser Typ selten über kalte Hände oder Füsse!

Niedriger Blutdruck

Wird in der Regel nicht als so störend empfunden. Lediglich bei Hitze, sackt ein Teil der Gefäßflüssigkeit in die Beine.
Regelmäßige Mahlzeiten nach dem Ernährungsprinzip, salzreiche Kost und reichlich Flüssigkeitszufuhr können helfen.
Leiden Sie unter Schwindel, Schwäche und Kollapsneigung, lesen Sie das Kapitel Unterzucker – hier könnten Sie vielleicht eine Lösung für die Kreislaufschwäche finden.
Herzrasen, eine hohe Pulsfrequenz, kann durch Einnahme von Zucker ausgeglichen werden. Die Pulsfrequenz normalisiert sich in der Regel innerhalb von zehn Minuten. Sollte der Puls noch nicht zwischen 60 und 80 liegen, nehmen Sie erneut ein Stück Zucker. Zucker hilft gegen Herzrasen!
(Eine Schilddrüsenüberfunktion sollte allerdings nicht übersehen werden, diese führt ebenfalls zu einer hohen Pulsfrequenz!)

Müdigkeitssyndrom

Hitze oder Infektionskrankheiten können uns schlapp und müde machen. Aber weshalb fühlen sich manche gesunde Menschen tagsüber müde und fragen sich: Sind wir nicht mehr leistungsfähig? Verschlafen wir den wirtschaftlichen Aufschwung – oder gar unser Leben?
Ein wesentlicher Faktor ist unsere falsche Ernährungsweise.

Mehrere Kohlenhydrate in einer Mahlzeit machen müde. Instinktiv essen viele Berufstätige mittags nur einen Salat oder Gemüse mit Fleisch oder Fisch oder nur ein Stück Obst, denn sie haben längst bemerkt, dass sie ansonsten nicht gut weiterarbeiten könnten.
Ohne die muntermachende und anregende Wirkung von Kaffee würden viele sich nach dem Genuss vom Kuchen am liebsten erst einmal Schlafen legen, anstatt eine Arbeit wieder aufzunehmen.

Achten Sie auf naturbelassene Nahrungsmittel, essen Sie nicht so viele verschiedene Kohlenhydratarten auf einmal und schlemmen Sie nicht pausenlos! Dann werden Sie leistungsfähig bleiben!

Schlafstörungen

Schlafstörungen sind weit verbreitet und können verschiedene Ursachen haben. Ein Mensch, der nach dem Zubettgehen lange wach liegt, steht unter starkem Einfluss des Sympathikus.

Meist sind Stress oder seelische Probleme der Grund für Einschlafschwierigkeiten. Der niedrige Typ neigt zu Einschlafstörungen. Schon bei Kindern kann diese Störung auffällig sein. Ein Betthupferl, etwas Süßes vorm Einschlafen kann helfen!

Bei Durchschlafstörungen überwiegt dagegen die Aktivität des Parasympathikus. Der Schlaf ist dann sehr unruhig, die vielfältigen Eindrücke des Tages müssen verarbeitet werden. Lebhafte Träume oder Sorgen führen dazu, dass man nachts immer wieder aufwacht, der Tiefschlaf kann nicht richtig einsetzen. Aber nicht nur Erwachsene sind davon betroffen, auch viele Kinder finden keinen durchgehenden Schlaf.

Nahrungsmittelunverträglichkeiten und eine falsche Lebensweise können die Ursache sein!

- Kindern sollten abends keine süßen Getränke gereicht werden!
- Erwachsenen kann ein Gläschen Wein abends Entspannung bringen – doch wer zu tief ins Glas geschaut hat, wird sich ebenfalls oft schlaflos im Bett wälzen.
- Ein Teelöffel Öl vorm Zubettgehen kann beruhigen.
- Generell sorgen Sie für einen erholsamen Schlaf, wenn Sie sich an die Ernährungsweise Ihres vegetativen Typ halten.

Tipp:

Menschen mit einer koronaren Herzkrankheit wachen nachts manchmal mit Atemnot und einem Gefühl der Enge in der Herzgegend auf. Wenn dann ein Stück Schokolade gelutscht wird, verschwinden die Beschwerden häufig, ohne dass ein Medikament eingenommen werden muss.

Dauerstress – die neue Volkskrankheit

Stress ist keine vegetative Störung im üblichen Sinn, dennoch wirkt sich Stress auf das vegetative Nervensystem aus. Bei Stress besteht eine hohe Sympathikusaktivität, erkennbar an weiten Pupillen und einem trockenen Mund.

Die vielfältigen Belastungen des modernen Alltags führen zur Ausschüttung von Stresshormonen der Nebennnierenrinde (Adrenalin und Noradrenalin). Zusätzlich werden bei Stress vermehrt Corticoide produziert. Diese hemmen aber die Produktion der Lymphozyten (weiße Blutkörperchen), die wichtige „Waffen" des Immunsystems, des körpereigenen Abwehrsystems, sind. Dadurch wird das Immunsystem geschwächt.

Dauerstress führt zu einer Dauerbelastung des Organismus. Man fühlt sich schlapp und lustlos, schleppt sich zur Arbeit, ist nicht mehr in der Lage, sich im Urlaub zu entspannen, geschweige denn sich im Alltag zu erholen. Irgendwann kann der Organismus dieser permanenten Belastung nicht mehr standhalten, er versagt. Das Risiko eines Herzinfarkts bei Dauerstress ist sehr hoch. Oft werden die ersten Anzeichen, ein Druck im Brustbereich und Schmerzen, die bis in den Kiefer hochziehen, aufgrund des allgemeinen schlechten Zustands gar nicht wahrgenommen oder aber nicht ernst genommen. Wenn Sie solche Symptome an sich beobachten, sollten Sie unbedingt einen Arzt aufsuchen!

Der hohe Typ ist wegen der enggestellten Koronargefäße und zusätzlicher Cholesterinbelastung, der niedrige Typ wegen der erhöhten Homocysteinwerten und Cholesterineinlagerungen gefährdet.

Tipp:

Sorgen Sie dafür, dass Sie keinen Mangel an Vitamin Folsäure bekommen, denn Homocystein kann nur mit Hilfe des Vitamins Folsäure abgebaut werden.

Um einen hohen Stresspegel zu senken, sollten Sie sich Ruhe gönnen, am besten zu Hause. Schlafen Sie viel und bewegen Sie sich viel, betreiben Sie jedoch keinen anstrengenden Sport. Vermeiden Sie Kaffee, Tee und Alkohol, ernähren Sie sich nach dem allgemeinen Ernährungsprinzip. Walnüsse und Walnussöl enthalten viel Folsäure. (In Amerika und England wird Folsäure bereits den Backwaren zugesetzt. In Deutschland ist Salz mit Folsäurezusatz erhältlich.)

Vermeiden können Sie Stress sicherlich nicht, aber durch eine gezielte Ernährung nach dem Prinzip der Mischkost mit Rhythmus können Sie körperliche Extremsituationen verhindern.

Der hohe Typ kann kurzfristig mit Stress besser umgehen als der niedrige Typ. Er braucht sogar ein wenig Stress, denn dann fühlt er sich wohler. Er ist dadurch sicherlich für andere in vielen Lebenssituationen dafür verantwortlich, dass ein gewisser Stresspegel gesteigert wird.

Ein wenig mehr Stresshormon reguliert das vegetative System des hohen Typs. Es darf nur kein permanenter Stresszustand daraus werden. Zwischenzeitliche Erholungsphasen sind unbedingt erforderlich. Auffällig ist, dass seelische Verletzungen den hohen Typ schwerwiegender treffen.

Der niedrige vegetative Typ sorgt durch regelmäßige Kohlenhydratzufuhr dafür, dass er abends nicht erschöpft „flach" liegt! Die Schokolade wird beim niedrigen Typ nicht lange in der Schublade liegen bleiben!

Ängste und depressive Verstimmungen

Der hohe vegetative Typ besitzt eine hohe Wahrnehmungsfähigkeit. Er kann gleichzeitig ein Gespräch führen, bekommt mit, wer draußen über den Gang geht und bemerkt, dass es zu regnen angefangen hat.
Er neigt zu Durchschlafstörungen und zu Ängsten, ist häufig durch die vielen verschiedenen Tageseindrücke überfordert. Diese müssen in der Nacht noch zugeordnet werden. Kurzfristige depressive Einbrüche sind keine Seltenheit. Extreme Stimmungsschwankungen durchziehen sein Leben.

Dahinter verbergen sich in vielen Fällen Nahrungsmittelunverträglichkeiten – schauen Sie bei anderen Störungen nach.

Stabilisierend wirken sich sicher grüner Tee und morgens 1 – 2 Stunden vor dem Frühstück 1 Teelöffel Öl aus.

Eine Getreideunverträglichkeit kann die psychische Grundstimmung negativ beeinflussen!

Längeranhaltende depressive Verstimmungen kommen dagegen häufig bei Menschen vor, die eine niedrige Speichelproduktion (trockener Mund) und somit einen hohen Sympathikustonus aufweisen. Traurigkeit und Unlust verstärken sich noch, wenn die Betroffenen starkem Stress ausgesetzt sind. Am Ende des Tages fühlen sie sich völlig erledigt, haben keinen Antrieb zu irgendwelchen Aktivitäten, keine Lust auf Unternehmungen, alles erscheint ihnen schwer.

Bewegung, Licht, Sonne und Wärme heben das vegetative System und helfen gegen Depressionen. Zucker, Obst oder Schokolade regelmäßig – alle zwei Stunden – genossen helfen traurige Gedanken zu verdrängen.

Der niedrige vegetative Typ kann das System grundsätzlich verbessern:

■ morgens nüchtern:	Schokolade	oder 1 Würfelzucker
■ 30 Minuten später:	Schokolade	oder 1 Würfelzucker
■ 1 Stunde später:	weiter im allgemeinen Prinzip	

Hyperaktivität bei Kindern und Erwachsenen

Ein so genanntes hyperaktives oder hypermotorisches Kind ist ein echter „Zappelphillip“: einerseits immer in Aktion und ständig in Bewegung, andererseits schnell erschöpft. Von den Lehrern ist zu hören, dass das Kind in der Schule nicht ruhig sitzen könne und scheinbar unaufmerksam sei. Die Eltern klagen, dass ihr Sprössling abends nicht ins Bett findet, nur schlecht einschlafen kann und nachts aufwacht. Es ist sehr schwer, das Interesse eines hyperaktiven Kindes zu wecken. Anfangs ist es vielleicht eine Weile bei der Sache, doch die Aufmerksamkeit erlahmt schnell.

Auch hinter diesem Erscheinungsbild verbirgt sich eine Nahrungsmittelunverträglichkeit, und zwar in der Regel eine Zuckerunverträglichkeit.

Im Speicheltest liegt das vegetative System im nüchternen Zustand im Lot. Die Minutenwerte der Speichelproduktion liegen nüchtern zwischen 20 und 40 mg. Nach Zuckereinnahme erreicht diese Spitzen von 100 mg pro Minute. Diese heftigen „Stromstöße“ gelangen ins Gehirn.

Zucker wirkt heftigst auf Acetylcholinrezeptoren. Dreiviertel der Nervenknotenpunkte des Gehirns bestehen aus Acetylcholin.

So kommt die Zuckerimpulskurve zur Ruhe: _ _ _ _ _ _ _ _ _ _ _ _

10 – 14 Tage

- morgens nüchtern: ¼ TL Zucker
- 2 Stunden später: ½ TL Zucker
- 2 Stunden später: 1 TL Zucker
- 2 Stunden später: weiter im allgemeinen Prinzip

Während der Zuckercodierungszeit sollten alle weiteren Mahlzeiten keinen Zucker enthalten.
Es sollten Fleisch, Fisch, Ei, viel Öl und fetthaltige Lebensmittel und viel Gemüse gegessen werden.

Generell führen Kohlenhydratmischungen zur Überreizung des vegetativen Systems. Das ist kein Wunder, wenn man sich einmal das typische Kinderfrühstück ansieht: Cornflakes mit Milch, Zucker, Schokolade und Nüssen – also mehrere verschiedene Kohlenhydrate auf einmal. In der Schulpause trinkt das Kind dann Milch, Kakao oder Cola, isst ein belegtes Brot und einen Schokoriegel. Bis zum Abendessen nascht es dann häufig noch Süßigkeiten oder Kekse. Den ganzen Tag werden Kohlenhydrate im Überfluss gefuttert.

Für hyperaktive Kinder ist die Mischkost im Zweistundentakt mit nur einer Kohlenhydratart pro Mahlzeit ausgesprochen hilfreich. Auf diese Weise wird das vegetative Nervensystem nicht so vielen Turbulenzen ausgesetzt.

Übrigens sind diese Kinder meist sehr intelligent. Sie haben wechselhaft eine extrem hohe Wahrnehmungsfähigkeit bis hin zu einem absoluten Block. Ihre innere Unruhe versuchen die Kinder durch Bewegung auszugleichen. Oder sie „essen dagegen an". Zuckerunverträglichkeiten kann man auch in Verbindung mit Legasthenie feststellen. Zu beobachten ist, wenn die Zuckerunverträglichkeit behoben ist, lernen diese Kinder wieder besser. Viel Versäumtes muss dann meist neu gelernt werden – aber es ist zumindest möglich.

Es gibt natürlich auch hyperaktive Erwachsene – nur spricht man bei denen eher von Hektikern!

Erwachsenen wie Kindern tut es gut, wenn sie den Tag mit einem Teelöffel Öl beginnen, keine Cola oder Kaffee trinken und nach dem allgemeinen Prinzip leben.

Sind viele Acetylcholinrezetoren (Neurotransmitter des Parasympathikus) angeregt, kann schnell und gut gelernt werden. Wie gut das Wahrgenommene oder Gelernte ins Langzeitgedächtnis abgespeichert werden kann, hängt vom Neurotransmitter-Wechsel Acetylcholin zu Noradrenalin ab.

Der positive Ausschlag im Parasympathikusbereich widerspiegelt die Wahrnehmungsfähigkeit. Der Wechsel in den negativen Bereich zum Noradrenalinrezeptor (Neurotransmitter des Sympathikus) scheint für das Gedächtnis enorm wichtig zu sein.

Helfen Sie Ihren Kindern, über eine gesunde und zeitlich richtig eingesetzte Ernährung, leichter und entspannter zu lernen!

Störungen und Krankheiten bei starkem Parasympathikus- und auch Sympathikustonus auf einen Blick:

Generell ist zu beobachten, dass Krankheitsbilder zwei verschiedene vegetative Erscheinungsbilder liefern können. Heuschnupfen ist nicht gleich Heuschnupfen, Asthma nicht gleich Asthma... also kann die Therapie auch nicht dieselbe sein. Der Speicheltest liefert die Information, welche Krankheitsform vorliegt. Dies ist selbst für die gezielte Behandlung mit Medikamenten von enormer Wichtigkeit – denn dadurch kann die Nebenwirkungsrate erheblich gesenkt werden.

Parasympathikus	Sympathikus
Feuchter Mund	Trockener Mund
Kleine Pupillen	Große Pupillen
Durchschlafstörungen	Einschlafstörungen
Müdigkeit nach dem Essen	Meistens frisch nach dem Essen
Müde oder aggressiv	Gut gelaunt
Hohe Kreativität	Tolles strukturelles Denken
Hohe Wahrnehmungsfähigkeit	Gutes logisches Denken
Übergewicht	Übergewicht
Bluthochdruck	Bluthochdruck
Allergisches Asthma	Emphysemasthma
Heuschnupfen, ca. 80 %	Heuschnupfen, ca. 20 %
Neurodermitis	Neurodermitis
Sodbrennen, Gastritis	Magenkrämpfe, Blähungen
	Übelkeit
Durchfallerkrankungen	Obstipation
Niedrige Pulsfrequenz	Hohe Pulsfrequenz
Migräne	Migräne
Gute periphere Durchblutung	Durchblutungsstörungen
Selten Infekte	Häufige Infekte
Diabetes Typ II	Diabetes Typ II, häufig aus dem Unterzucker

Häufige

zur Impuls-

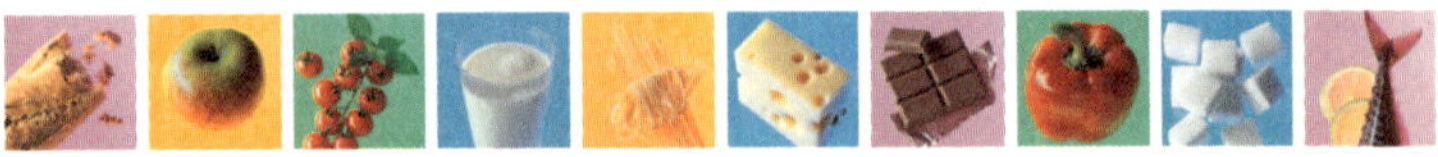

Fragen
Diät und -Therapie

Wahrscheinlich geht es Ihnen jetzt wie vielen meiner Patientinnen und Patienten: Sie haben ein neues Ernährungsprinzip kennen gelernt, sind neugierig geworden und wollen es gleich selbst „ausprobieren". Aber einige Fragen liegen Ihnen noch am Herzen. Deshalb habe ich auf den folgenden Seiten die Fragen zusammengestellt, die mir am häufigsten gestellt werden.

Antworten auf häufig gestellte Fragen

Kann ich nach dem Abnehmen nie wieder „richtig" essen?

Für alle, die dank der Impuls-Diät Gewicht verloren haben, gilt: Das allgemeine Prinzip sollte konsequent drei Monate lang eingehalten werden. Zwei Jahre dauert es in der Regel, bis der Körper das neu erreichte Gewicht annimmt.

Sollten Sie sich nachmittags einmal ein Eis gegönnt haben, nehmen Sie nicht gleich wieder zu, wenn ansonsten die Regeln beherzigt werden. Nach einem Festessen fangen Sie am nächsten Morgen nur mit einer Kleinstmenge wieder an.

Kann ich eine Pause während der Therapiewochen einlegen?

Sie können aussetzen – halten Sie sich dann aber an das allgemeine Prinzip der Mischkost mit Rhythmus.

Was passiert, wenn ich mittags durcheinander gegessen habe?

Dann bekommen Sie rasch wieder Appetit. Ein Hungergefühl meldet sich spätestens nach einer Stunde, geben Sie diesem nach und essen Sie ein Stück Schokolade oder Zucker. Der nächste Appetit wird sich dann erst nach zwei Stunden wieder einstellen.

Wer Gewichtsprobleme hat sollte 3 bis 4 Stunden nach einer Kohlenhydratmixmahlzeit nichts essen.

Wie genau muss ich den Zweistundenrhythmus einhalten?

Vertrauen Sie Ihrem Körpergefühl! Er verrät Ihnen, ob Sie nach eineinhalb, nach zwei oder nach zweieinhalb Stunden essen können. Eine Tasse Tee reicht auch. Dieser Zeitpunkt sollte der frühestmögliche sein, an dem Sie wieder etwas zu sich nehmen.

Kann ich Brot zur Vorspeise essen, wenn es danach eine Pasta gibt?

Ja, denn beides besteht aus Mehl. Bei Brot und Nudeln handelt es sich um die gleiche Kohlenhydratart.

Muss ich Pizza vom Speiseplan streichen?

Nein. Pizza, mit Tomaten, Käse, Schinken oder Salami, mit Thunfisch und Oliven oder verschiedenen Gemüsen belegt, macht der Impuls-Diät keine Probleme. Der Pizzateig sollte möglichst nicht mit Milch hergestellt sein.

Warum sollte kein Schwarzbrot gegessen werden?

Schwarzbrot enthält sehr viel Zucker, wird mit Glukosesirup hergestellt. Der Zucker lässt das Brot dunkel werden. Bitte verwenden Sie aber jederzeit Körnerbrot – in den Körnern stecken viele Vitamine.

Was ist mit hochprozentigem Alkohol?

Ist erlaubt, aber wie generell für Alkohol gilt auch hier: nur in Maßen! Manch einer verträgt einen harten Drink jedoch besser als Wein. Wer eine Fruchtzuckerunverträglichkeit hat, verträgt ebenfalls Wein nicht gut. Wer sich beim Kapitel „Zöliakie" wiederfindet, sollte Wein meiden.

Kann ich Süßstoff verwenden?

Wenn das Bedürfnis auf Süßes ausgerichtet ist, möchte Ihr vegetatives System eine hohe positive Impulskurve. Da es sich bei Süßstoff um eine andere Substanz handelt, bekommt der Körper nicht die Impulskurve, die er gerne hätte. Die Folge ist, er bekommt recht bald wieder Appetit auf Süßes. Für Diabetiker ist der Austauschstoff gut geeignet. Ein Nichtdiabetiker sollte einen natürlichen Zucker zu sich nehmen.

Darf ich Müsli essen?

In Kombination mit Quark, der mit Mineralwasser locker aufgeschlagen werden kann, ist es möglich. Jedoch Zucker oder Obst kann dazu nicht gegessen werden, da dann eine weitere Kohlenhydratart mit ins Spiel käme.

Gibt es Kuchenrezepte, in der kein Kohlenhydratmix vorkommt?

Der Schokoladenkuchen im Rezeptteil kann ohne Reue gegessen werden. Ansonsten verweise ich auf mein Kochbuch zur Impuls-Diät, dort finden Sie viele Süßspeisen und Kuchen, bei denen das allgemeine Prinzip eingehalten ist.

Womit süße ich Obst?

Mit Zucker oder Fruchtzucker kann Obst gesüßt werden. Diabetiker sollten sich eher für Fruchtzucker entscheiden. Fruchtzucker führt nicht zusätzlich zu einer erneuten Insulinausschüttung.

Rezepte

für die

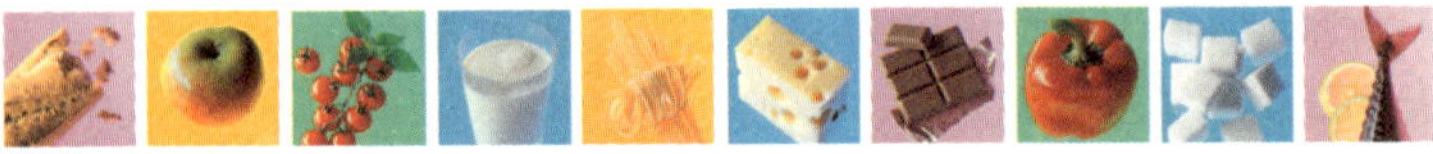

Impuls-Therapie

Die Rezeptauswahl will Ihnen in erster Linie Anregungen geben, um sich mit dem Prinzip der Impuls-Diät im (Küchen-) Alltag zurechtzufinden.

Weitere Rezepte finden Sie in meinem Kochbuch zur Impuls-Therapie.

Rezeptideen

Die Menschen, ihr Geschmack und die Kochkünste sind recht unterschiedlich. Ich zähle zu denjenigen, die „nach Gefühl und Wellenschlag“, nicht buchstabengetreu nach Anleitung kochen. Deshalb finden Sie bei den Rezepten auch keine Angaben, für wie viele Personen die Gerichte gedacht sind. Denn wenn es als größere Mahlzeit vorgesehen ist, werden vielleicht nur zwei Personen davon satt, als Zwischenmahlzeit jedoch reicht es möglicherweise locker für vier Personen.
Auch bei einzelnen Rezeptzutaten möchte ich es Ihren Geschmacksvorlieben überlassen, wie viele davon in den Topf kommen. Der eine mag nun einmal lieber mehr Zwiebeln in der Suppe als der andere. Echte Knoblauchfans können gar nicht genug von der würzigen Knolle bekommen, anderen ist ihr Aroma zu streng. Es gibt süße Zungen, die mehr Zucker im Kuchen schmecken möchten, andere gehen mit Süßungsmitteln eher sparsam um.

Ob als Vorspeise, kleiner Imbiss oder als Hauptmahlzeit genossen, ob Suppe, Salat oder etwas „Handfestes“ – für alle Kombinationsvorschläge und Rezeptideen gilt: Sie enthalten entweder nur eine oder gar keine Kohlenhydratart. Und bei den Rezepten für süße Gerichte werden Sie sehen, dass sich sogar Kuchen und Nachspeisen mit nur einer Kohlenhydratart zubereiten lassen. Damit Sie auf einen Blick die Kohlenhydratart entdecken, ist diese rot markiert.

Richtig kombinieren

- Brokkoli, Blumenkohl, Rosenkohl, überbacken mit Käse und Kräutern
- Fenchel und Tomaten, überbacken mit Käse
- Gefüllte Paprikaschoten (Hackfleisch, Zwiebeln, Gewürze) mit Reis
- Gemüsepfanne mit Fleisch oder Fisch
- Kohlroulade mit Kartoffeln
- Steak mit Salat und Pommes
- Lasagne (Nudeln, Gemüse, Hackfleisch, Käse, Zwiebeln, Knoblauch)
- Porree mit gekochtem Schinken und Kartoffeln
- Seelachs, Tomaten und Porree, Kartoffeln oder Reis, frischer Dill
- Spargel und Schinken, Kartoffeln, frische Petersilie
- Zucchini mit Hackfleisch gefüllt, Reis

Salate

- Salate aller Art können mit Schinken, Käse, Ei und Thunfisch zubereitet werden. Dazu dürfen Sie Brot als Kohlenhydratart essen.

Saucen

- Als Salatsauce rühren Sie entweder eine Marinade aus Essig, Öl und Kräutern an oder bereiten ein Quarkdressing: Quark mit Mineralwasser aufschlagen, mit Gewürzen und frischen Kräutern aromatisieren.
- Joghurtdressing kann verwendet werden, wenn der Salat keine weiteren Kohlenhydrate enthält (Joghurt enthält Milchzucker und zählt daher zu den Kohlenhydraten).
- Saucen für Nudeln dicken Sie am besten mit Mehl an, Saucen für Kartoffeln mit Kartoffelmehl
- Bratensauce kann auch mit vereister Butter angedickt werden.

Wie süße ich

- Saure Früchte mit Fruchtzucker und süße Früchte mit Zucker (beides möglich).
- Milchprodukte, die Milchzucker enthalten (Buttermilch, Joghurt, Kefir, Dickmilch) mit Milchzucker – hat allerdings keine große Süßkraft, fördert bei vielen Menschen jedoch die Stuhltätigkeit (noch effektiver zusammen mit Leinensamenkörnern).
- Ein neutrales Milchprodukt wie Quark kann sowohl mit Honig, als auch mit Zucker oder Fruchtzucker gesüßt werden.
- Den Kaffee mit Milch oder Zucker.
- Den Tee mit Zucker oder Honig.

Verwenden Sie bitte keinen Süßstoff, der Körper bekommt dann nicht das, was er eigentlich haben möchte, Sie bekommen später um so mehr Hunger. Das ist eine Scheinlösung, um Kalorien einzusparen.

Suppen

Zwiebelsuppe

Zutaten

5 Zwiebeln,	50 g Butter,
1 l Fleischbrühe,	Salz, Pfeffer, Thymian, Petersilie,
Weizenbrotbrösel,	geriebener Gouda oder Emmenthaler

Die Zwiebeln schälen, klein schneiden und in der Butter bräunen. Die Fleischbrühe zum Kochen bringen und die Zwiebeln 15 Minuten darin kochen. Mit Salz, Pfeffer, Thymian und Petersilie abschmecken.
Die Suppe in Suppenschalen gießen, Weizenbrotbrösel darüber geben, mit Käse bestreuen und im Backofen bei 250 °C überbacken.

Die Zwiebelsuppe sollte am besten als eigenständige Mahlzeit gegessen werden, da sie mit den Weißbrotbröseln eine Kohlenhydratart enthält.

Wenn die Suppe als Vorspeise gegessen wird, dürften zu einer Hauptmahlzeit aus Fleisch, Fisch, Geflügel und Gemüse zwar Brot oder Nudeln als Beilage gegessen werden (gleiche Kohlenhydratart wie Weizenbrösel), aber nicht Reis oder Kartoffeln (dann käme eine weitere Kohlenhydratart hinzu). Zwei Stunden später darf man sich eine Nachspeise gönnen.

Möhrensuppe

Zutaten

1 kg Möhren,	1 l Wasser,
gekörnte Gemüsebrühe,	Salz, Pfeffer, Basilikum

Die Möhren putzen, in Würfel schneiden, weich kochen und pürieren. In das Wasser geben, Gemüsebrühe hinzufügen, aufkochen und cremig werden lassen. Mit Salz, Pfeffer und Basilikum würzen.

Die Möhrensuppe enthält keine Kohlenhydratart. Isst man Sie als eigenständige Mahlzeit, kann man Brot dazu reichen. Ohne Brot kann die Suppe als Vorspeise zu jeder Hauptmahlzeit genossen werden.

Hühnersuppe

- **Zutaten**

1 Suppenhuhn,
500 – 800 g Möhren,
frische Kräuter
Salz, Suppengrün,
1 Sellerieknolle,

Das ausgenommene und gründlich gewaschene Suppenhuhn in Salzwasser geben. Kurz vor dem Kochen die Hitze reduzieren und die Brühe ca. 2½ – 3 Stunden sieden lassen, bis das Fleisch weich ist. Nach 1½ Stunden das Suppengrün hinzugeben.
Das Huhn aus der Brühe heben und zerkleinern, die Brühe eventuell entfetten. Geputzte und zerkleinerte Möhren und Sellerie in die Brühe geben und darin weich kochen. Dann das Hühnerfleisch zugeben und heiß werden lassen, zuletzt die frischen Kräuter hinzufügen.

Die reichhaltige Hühnersuppe enthält keine Kohlenhydratart. Isst man sie als eigenständige Hauptmahlzeit, darf zum Beispiel Reis als (Kohlenhydrat-) Einlage hinzukommen oder Brot dazu gegessen werden. Oder man isst die Suppe „pur" und genießt anschließend eine süße Nachspeise oder einen Riegel Schokolade.

Tomatensuppe

Zutaten

600 – 750 g Tomaten,
40 – 50 g Butter oder Öl,
60 g Mehl,
Zwiebeln,
1,5 l Wasser oder Brühe,
Salz, Paprika, frischer Schnittlauch oder Petersilie

Tomaten und Zwiebeln schälen, klein schneiden und in Butter oder Öl weich dünsten. Mit Wasser anrühren und zur Suppe geben, die Suppe aufkochen lassen. Mit Salz und Paprika abschmecken, gehackten Schnittlauch oder Petersilie hinzufügen.
Sie können geröstete Semmelbröckchen oder Fleischklößchen in die Suppe geben oder Weißbrot dazu reichen.

Mehl, Semmelbröckchen und Weißbrot enthalten die gleiche Kohlenhydratart. Wenn die Tomatensuppe als Vorspeise gegessen wird, können bei einer Hauptmahlzeit aus Fleisch, Fisch, Geflügel und Gemüse noch Nudeln auf den Teller kommen (gleiche Kohlenhydratart wie Brot und Mehl), oder man isst ebenfalls Brot als Beilage. Wenn Sie die Suppe statt Mehl mit Agar-Agar andicken (Dickungsmittel aus Algen, im Reformhaus erhältlich), keine Semmelbröckchen hineingeben und kein Brot dazu essen, enthält sie keine Kohlenhydratart.

Herzhafte Gerichte

Spaghetti mit Petersilienpesto

Zutaten

1 Bund Petersilie,
1 EL geriebener Parmesan,
4 EL Olivenöl,
1 Knoblauchzehe,
1 EL Pinienkerne, Salz,
200 g Spaghetti

Die Petersilie hacken und mit Knoblauch, Parmesan, Pinienkernen und Salz im Mixer pürieren. Das Öl unterrühren und das Pesto über die gekochten Spaghetti geben.

Servieren Sie als Vorspeise Tomatensalat mit Schafskäse. Als Beilage ist Brot erlaubt (gleiche Kohlenhydratart wie Spaghetti).

Reis-Geflügel-Pfanne

Zutaten

2 Hühnerkeulen,	Salz und Pfeffer,
1 Paprikaschote,	1 Zucchini,
1 Zwiebel,	1 Knoblauchzehe,
3 EL Olivenöl,	100 g Reis, ¼ l Geflügelbrühe

Die Hühnerkeulen waschen, trockentupfen und mit Salz und Pfeffer einreiben. Paprikaschote, Zucchini und Zwiebel putzen und klein schneiden, die Knoblauchzehe schälen und klein hacken. Das Öl in einer Pfanne heiß werden lassen und den Reis etwa 1 – 2 Minuten darin andünsten. Gemüse zufügen und die Hühnerkeulen dazugeben. Die heiße Brühe zugießen, aufkochen lassen und 30 Minuten zugedeckt garen.

In diesem Gericht ist die Kohlenhydratart mit Reis abgedeckt.

Rotbarschfilet mit Mozzarella

Zutaten

750 g Rotbarschfilet,	1 Zitrone, Salz und Pfeffer,
1 Bund Petersilie,	1 Bund Dill, 1 TL frischer Thymian,
5 Knoblauchzehen,	3 EL Olivenöl,
600 g Fleischtomaten,	150 g Mozzarella,
Öl für die Form	

Das Fischfilet unter fließendem Wasser abspülen und trockentupfen. Mit Zitrone beträufeln, salzen, pfeffern, und in größere

Stücke schneiden. Die Fischstücke in eine flache Form geben. Petersilie, Dill und Thymian klein hacken, mit den durchgepressten Knoblauchzehen in eine Schüssel geben und mit Öl verrühren. Die Marinade über die Fischstücke gießen, 20 Minuten kalt stellen, die Fischstücke zwischendurch einmal wenden. In der Zwischenzeit den Backofen auf 200 °C vorheizen.

Tomaten häuten und in dünne Scheiben schneiden, den Mozzarella ebenfalls in dünne Scheiben schneiden. Eine feuerfeste Form mit Öl ausstreichen, die Fischstücke aus der Marinade heben und dann schichtweise Fisch, Tomaten- und Mozzarellascheiben in die Form geben. Die Marinade darüber gießen, alles nochmals salzen und pfeffern. Díe Form mit Alufolie verschließen und in den Backofen schieben. 25 Minuten garen und weitere 10 Minuten ohne Folie bräunen.

Dieses Gericht enthält keine Kohlenhydratart. Sie können also je nach Appetit wählen: als Beilage Brot oder Nudeln oder Reis oder Kartoffeln; oder Sie trinken ein Glas Wein dazu; oder Sie essen anschließend eine Nachspeise.

Gemüsepfanne

Zutaten

1 Gemüsezwiebel,
2 Tomaten,
150 g Puten- oder Hühnerfleisch oder Hackfleisch
1 Blumenkohl,
10 g Öl oder 1 TL Butter,
Pfeffer und Salz

Das Gemüse putzen und zerkleinern. Das Fett in einer Pfanne erhitzen, klein geschnittenes Puten- oder Hühnerfleisch oder das Hackfleisch darin anschmoren. Gemüse hinzufügen und eventuell etwas Wasser angießen. Mit Salz und Pfeffer würzen und fertig garen.

Da die Gemüsepfanne keine Kohlenhydratart enthält, können Sie nach Belieben Brot oder Nudeln dazu essen oder Reis oder Kartoffeln dazu servieren.

Spinat-Lauch-Omelett

Zutaten

500 g Spinat,
Butter,
3 Eier,
150 g Krabbenfleisch,
1 Bund Lauchzwiebeln,
Knoblauch, Salz und Pfeffer,
100 g geriebener Parmesan oder anderer Hartkäse

Den Spinat waschen, ausdrücken und aufkochen. Die Lauchzwiebeln putzen und zerkleinern. 1 EL Butter in einer Pfanne erhitzen, den Knoblauch dazudrücken, Lauchzwiebeln und Spinat dazugeben und alles unter Wenden braten, bis die Flüssigkeit verdampft ist.
Mit Salz und Pfeffer würzen. Die Eier in einer Schüssel mit Salz, Pfeffer und Käse verquirlen, dann das Spinatgemüse unterheben. In einer zweiten Pfanne Butter heiß werden lassen und jeweils die Hälfte der Masse auf kleinster Hitze in etwa 6 Minuten ausbacken. Die Omeletts mit Krabben garnieren und servieren.

Dieses Gericht enthält keine Kohlenhydratart. Servieren Sie es beispielsweise mit frischem Weißbrot oder mit Kartoffeln.

Wirsingkohl mit Gorgonzola

Zutaten

1 Wirsingkohl,
4 EL Öl,
1 Bund frischer Dill,
zerkleinerte Tomaten
aus dem Glas *(ohne Zucker!)*
Salz, Zwiebeln,
Knoblauch, Pfeffer,
100 g Gorgonzola,

Den Kohl putzen, in große Stücke schneiden und 20 Minuten in Salzwasser weich kochen. Das Wasser abgießen. Zwiebeln schälen und klein schneiden. Das Öl in einer Pfanne erhitzen, die Zwiebeln darin andünsten, Knoblauch dazupressen und Tomaten zufügen. Mit Salz und Pfeffer würzen und einige Minuten zugedeckt schmoren. Das Wirsinggemüse mit frischem Dill bestreuen und den Gorgonzola in kleinen Stücken darüber geben.

Da dieses Gericht keine Kohlenhydratart enthält, sind Kartoffeln oder Brot als Beilage erlaubt.

Lachs mit Fenchel

Zutaten

2 Lachskoteletts,
½ Fenchelknolle,
Salz und Pfeffer,
1 Lauchzwiebel,
1 EL Butter,
1 EL Zitronensaft

Die Lachskoteletts unter fließendem Wasser abspülen, trockentupfen und in kleine Stücke schneiden. Lauchzwiebel und Fenchel putzen und in dünne Scheiben schneiden. Den Backofen auf 250 °C vorheizen. Das Gemüse in der Butter andünsten und auf eine Alufolie legen. Die Fischstücke darauf legen, salzen und pfeffern und mit Zitronensaft beträufeln. Die Folie gut verschließen (es darf kein Saft heraustreten), auf ein Blech legen, in den Backofen schieben und etwa 15 – 20 Minuten garen.

Zu diesem Fischgericht ohne Kohlenhydratart können Sie Reis oder Kartoffeln servieren.

Süße Gerichte

Käsekuchen

Zutaten

750 g Quark,
4 Eigelb,
Mark einer Vanillestange,
Fett für die Form
Mineralwasser,
Fruchtzucker,
2 Eiweiß,
eine Sorte Obst nach Belieben (z.B. Erdbeeren, Orangen, Zitronen, alle Beeren)

Quark mit etwas Mineralwasser aufschlagen und das klein geschnittene Obst dazugeben (etwas Obst aufheben).
3 Eigelbe mit Fruchtzucker verrühren, mit Vanille aromatisieren und unter die Quark-Obst-Masse mischen. Eiweiß mit ein wenig Fruchtzucker steif schlagen und unter die Masse heben.
Die Masse in eine leicht ausgefettete Form geben, mit dem vierten Eigelb bestreichen und mit dem restlichen Obst garnieren. Im vorgeheizten Backofen 45 – 60 Minuten bei 170 °C backen.

Fruchtzucker und Obst geben Sie bitte nach eigenem Geschmack dazu – aber bitte in Maßen! Sie könnten auch Zucker verwenden. Fruchtzucker hat den Vorteil, dass es die Insulinausschüttung nicht noch zusätzlich belastet. Diabetiker verwenden Fruchtzucker als Austauschstoff.

Kiwischaum

Zutaten

3 Eiweiß,
1 Kiwi,
1 Prise Salz
1 EL Fruchtzucker,
1 TL Kardamom,

Eiweiß mit Fruchtzucker steif schlagen. Die Kiwis schälen, pürieren und mit Kardamom und einer Prise Salz verrühren.
Das Kiwimus mit einem Schneebesen vorsichtig unter die Eiweißmasse ziehen. Etwa 15 Minuten ins Tiefkühlfach geben.

Quarkäpfel

Zutaten

3 mittelgroße Äpfel,
ca. 1½ TL Fruchtzucker,
½ Tasse Wasser,
500 g Magerquark,
etwas Mineralwasser,
1 – 2 Nelken,
¼ TL Zimt,
½ Vanillestange,
2 – 5 Tropfen Zitronensaft *(nach Geschmack)*,

Die Äpfel schälen, Kerngehäuse entfernen, Äpfel in Stücke oder halbe Ringe schneiden. Mit Nelken, Fruchtzucker, Zimt, Wasser und Zitronensaft in einem Topf erhitzen und 10 Minuten auf kleiner Flamme köcheln lassen. Den Quark mit ein wenig Mineralwasser aufschlagen – er wird dann ganz cremig. Mit dem Vanillemark vermischen, in eine Schüssel geben und die Apfelmasse mit etwas durchgesiebtem Sud darüber geben.

Zitronencreme

Zutaten

4 Eier,
2 Zitronen,
100 g Zucker,
6 Blatt Gelantine

Schlagen Sie das Eigelb mit dem Zucker schaumig, rühren Sie danach den Zitronensaft langsam unter die Masse.
Lösen Sie die Gelantine in einem Wasserbad und lassen Sie diese kalt werden.
Zwischenzeitlich schlagen Sie das Eiweiß. Die Gelantine wird der Zitronenmasse zugegeben, vorsichtig untergerührt, bis die Masse anfängt leicht dick zu werden. Weiterhin sehr vorsichtig wird dann die geschlagene Eiweißmasse untergezogen. Stellen Sie die Speise 1 – 2 Stunden kalt.

Schokoladentorte

Zutaten

200g Blockschokolade,
100 g Zucker,
3 Eier,
100 g Butter,
2 EL Mehl, *(aber nicht notwendig)*
Puderzucker zum Bestreuen.

Gebrochene Schokoladenstücke im Wasserbad mit 2 El Wasser schmelzen lassen. Butter und Zucker dazugeben und unter umrühren auch schmelzen lassen. 3 Eigelb und das Mehl unter die Schokoladenmasse rühren. Dann das Eiweiß schlagen und unterheben.
Die Springform wird mit Backpapier ausgelegt, die Schokoladenmasse wird auf dem Backpapier verteilt.
Die Form wird in den kalten Ofen geschoben, eine Hitze von 180 °C wird eingestellt, die Backzeit beträgt ca. 40 Minuten.
Mit der Gabel wird geprüft, ob der Teig kleben bleibt, sollte dies der Fall sein, wird die Backzeit noch etwas verlängert. Die Torte wird mit Puderzucker bestreut.

Die Schokolade wirkt dominant über die kleine Menge Mehl. Zucker ist auch in der Schokolade enthalten. Wenn Sie zu einem Kuchen greifen, dann bitte immer zu einem Schokoladenkuchen!

Die

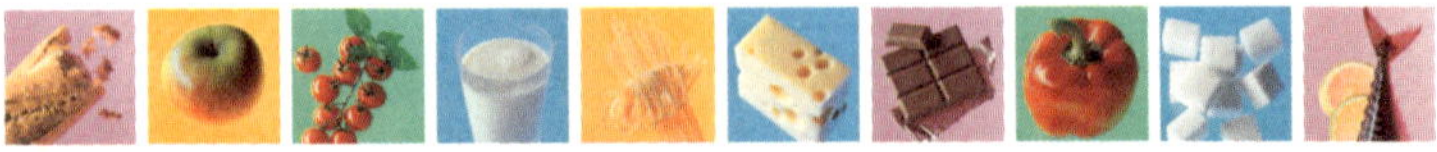

wissenschaftlichen Grundlagen

Weltweit ist es bisher durch keine Methode gelungen, eine isolierte Neurotransmitterfunktion des vegetativen Nervensystems zu messen. Der Speicheltest kann als einzige Testmethode eine messbare Aussage liefern. Die Homöopathie könnte ihre Anerkennung mit Hilfe dieses Testes finden. Messbar wird darüber hinaus auch, wie ein Medikamente sich ganzheitlich auf die Körperfunktionen auswirkt.

Durchführung des Speicheltests

Die Vorraussetzungen für die Durchführung des Speicheltests waren:

- 12 Stunden vor dem Test (über Nacht) nichts essen und nichts trinken, außer Leitungswasser, und nicht rauchen.
- Am Tag des Tests morgens keine Zähne putzen, keinen Lippenstift benutzen und sich nicht eincremen.
  (für die Studie wurde auch nicht geduscht.)
- Vor dem Test werden auch keine Medikamente eingenommen

Jede Minute wurde die Speichelmenge, die sich innerhalb einer Minute im Mund angesammelt hatte, in ein Gefäß gegeben. Die Gesamtmenge der Minutenwerte einer halben Stunden spiegeln den Zustand des vegetativen Nervensystems wider.

Nach einer halben Stunde wurden Kleinstmengen von Nahrungsmitteln eingenommen:

1 g Weizenbrot,	1 g Zucker,	500 mg (½ TL) Olivenöl,
1 g Fruchtzucker,	1 EL Milch (3,5 % Vollmilch),	
1 g Kartoffel,	1 g Schokolade,	1 EL Wein,
1 – 2 g Hummer	und weitere Lebensmittel.	

Die Minutenwerte und die Halbestundenwerte wurden notiert. Aus diesen Ergebnissen entsteht die Speichelmengenkurve – die Impulskurve

Ergebnisse des Speicheltests

Beobachtungen und statistische Auswertungen führten zu Ähnlichkeiten der Impulsmuster nach Gabe des gleichen Nahrungsmittels. Gesunde Menschen zeigen Impulsmuster (wie auf Seite 23 demonstriert). Aber auch Menschen mit den gleichen Störungen und Krankheiten weisen die gleichen Veränderungen in ihren Impulskurven auf.

Aber nicht nur veränderte Impulskurven waren festzustellen: Menschen befanden sich in einem sehr unterschiedlichen vegetativen Zustand. Manche produzierten pro halbe Stunde 1 g Speichelmenge, einige wenige bis zu 30 g pro halber Stunde. Anhand der Gaußschen Verteilungskurve habe ich feststellen können, dass es zu einer Häufung zwischen 6 g und 9 g kam. Gesunde Menschen befinden sich in der Regel in diesem Bereich. Es ist zu beobachten, dass Menschen unter vegetativen Beschwerden (und wenn es auch nur ein Sodbrennen oder Heuschupfen ist) leiden, sobald das System sich in die eine oder andere Richtung verschoben hat.

So entstand für mich aus meinen Beobachtungen heraus ein Denkmodell (Systematisierung) für das vegetative Nervensystem. Sobald die Kurve sich außerhalb des Modells bewegt, setzen Beschwerden ein, die wieder verschwinden, wenn die Kurve nach einer gewissen Zeit wieder im Normbereich liegt. Ein grundsätzlich verschobener Ausgangswert führt zwangsläufig zu einem hohen oder niedrigen vegetativen Typen und zu denentsprechenden Beschwerden.

Die Gegenregulation erfolgt vom Gehirn her über die Neurotransmitter, im Körper wirken diese als Hormone.

Generell ist zu beobachten, dass Krankheitsbilder zwei verschiedene vegetative Erscheinungsbilder aufweisen. Asthma ist z.B. nicht gleich Asthma, Übergewicht nicht gleich Übergewicht. Von daher ist die gleiche Krankheit häufig nicht nach dem gleichen Muster behandelbar.

Das vegetative Nervensystem

Wird über das zentrale Nervensystem und über das periphere vegetative (autonome) Nervensystem geregelt. Es besitzt darüber hinaus noch weitere Nervenbahnen, wie die motorischen und die aufsteigenden sensorischen Bahnen und diverse Reflexbögen. Alle treffen im Gehirn im Thalamus aufeinander.

Das Gehirn besteht aus einem Netzwerk von über 1000 Milliarden Neuronen (Nervenzellen), die miteinander über die Schaltstellen der Neurotransmitter kommunizieren.

Das zentrale autonome Nervensystem des Gehirns wird geregelt über das prämotorische Rindengebiet und andere Rindengebiete der Großhirnrinde, vom Thalamus, Hypothalamus, Hippokampus, Kleinhirn und über den Hirnstamm und das Rückenmark.
Die Verbindung des zentralen Nervensystems zu den Körper-

organen wird über die beiden Nervenstränge Sympathikus und Parasympathikus geschaffen.

Der Grenzstrang des Sympathikus zieht entlang des Rückenmarks den Körper hinunter. Er besteht aus diversen Ganglien (Nervenknoten), die auf die gleiche Weise umgeschaltet werden wie das Gehirn. Aus den einzelnen Ganglien führt jeweils ein Nervenstrang des Sympathikus zu den einzelnen Organen.

Der Nervenstrang des Parasympathikus führt jeweils durch Verästelungen direkt zu den einzelnen Organen. Das letzte Ganglion liegt in unmittelbarer Nähe des Zielorgans.

Die meisten Organe sind gleichzeitig vom Sympathikus und vom Parasympathikus innerviert. Eine Ausnahme bilden die quergestreiften Muskeln (größtenteils Bewegungsmuskeln), die ausschließlich vom Parasympathikus versorgt werden. Die Drüsen besitzen Verbindungen zu beiden Nervensträngen.
Die Ganglien sind Umschaltstellen von Impulsen. Diese Impulse werden durch die Neurotransmitter (Botenstoffe) am Ganglion umgeschaltet. Bisher hat man noch nicht alle 100 Neurotransmitter identifiziert.

Bekannt sind die beiden Transmitter der letzten Umschaltstelle vom Sympathikus und Parasympathikus. Für den Sympathikus ist es das Noradrenalin, für den Parasympathikus das Acetylcholin (Acetylcholin ist im Nervensystem der Transmitter, der insgesamt am häufigsten vorkommt).

Acetylcholin ist auch der Neurotransmitter für die Reflexbögen der einzelnen Organsysteme und Drüsen.

Bei allen Lebewesen sind sämtliche geistigen, emotionalen und körperlichen Funktionen von Neurotransmittern (Botenstoffe) abhängig. Die Körper- und Drüsenfunktionen hängen allein von den beiden Neurotransmittern Noradrenalin und Acetylcholin ab.

Wenn diese beiden Transmitter in einem bestimmten Verhältnis zueinander stehen, laufen die Körperfunktionen reibungslos ab – das vegetative Nervensystem befindet sich im Gleichgewicht. Dieses Gleichgewicht kann jetzt über die Speichelmenge festgestellt werden. Auch die Speicheldrüsen werden vom Sympathikus und dem Parasympathikus versorgt.

Aber: Der alleinige Speichel produzierende Transmitter ist das Acetylcholin. Eine Impulswirkung kann folglich nur über das Acetylcholin ausgelöst werden.

Acetylcholin besitzt noch einen Co-Transmitter, genannt VIP. Der VIP-Transmitter ist zuständig für die Vasodilatation (Weitung der Gefäße). Der Co-Transmitter wirkt nicht auf die Speicheldrüsen. Im Gehirn zeigen beide Transmitter zusammen eine synergistische Interaktion.

Die Speichelmenge, die auf einen Reiz hin produziert wird, ist also eindeutig eine Wirkung des Parasympathikus.

So wie der Parasympathikus auf die Speicheldrüsen wirkt, wirkt er auch auf andere Drüsen und Organe.
Der sympathische Rezeptor der Speicheldrüse (Alpha-1-Rezeptor) bewirkt eine K+ und H_2O-Sekretion und dadurch eine Austrocknung des Speichels. Erfolgt eine Impulswirkung in positiver Richtung (die Speichelmenge erhöht sich), ist dies immer eine Wirkung des Acetylcholins.

Über die produzierte Speichelmenge lässt sich eindeutig die parasympathische Erregung des gesamten vegetativen Nervensystems feststellen. Proportional zur Speichelmengenproduktion wird auch die entsprechende Menge Magensäure ausgeschüttet.

Die Sinnesreize

Über einen Sinnesreiz, also über das Hören, Sehen, Fühlen, Riechen und Schmecken, erfolgt eine Aktivierung des vegetativen Nervensystem. Sinnesreize werden aufgenommen und zum zentralen „Überwachungssystem“, dem Thalamus, geleitet. Hier laufen alle Sinnesreize zusammen, hier werden sie koordiniert. Der Thalamus leitet Impulse weiter an andere Hirnzentren und zur Großhirnrinde, regt aber auch über den Hypothalamus die Hormonbildung an. Im Hypothalamus wird das Sättigungszentrum berührt. Weltweit wird geforscht, auf welche Weise im Einzelnen die Reizverarbeitung im Gehirn erfolgt.

Der Sinnesreiz „Schmecken“ wird über vier verschiedene Zellformen an der Zunge, im Rachen und im Schlund geregelt. Es werden vier Geschmacksqualitäten unterschieden: süß, sauer, salzig und bitter.

Die Erregung dieser Sinneszellen erfolgt über chemische Synapsen. Stoffe, die das Nervensystem beeinflussen können, sind Medikamente, Giftstoffe, Genussmittel wie Koffein, Nikotin und Alkohol, aber auch Nahrungsmittel.

Die Sinnesreize

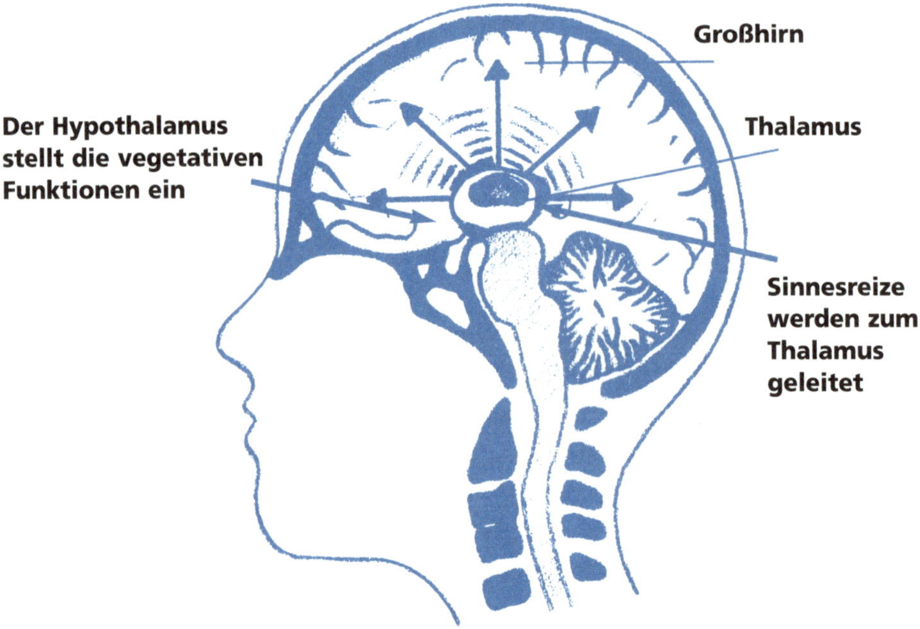

Alle diese Stoffe wirken über synaptische Vorgänge. An den Synapsen wird eine biochemische Reaktion in Gang gesetzt, die eine Impulswirkung, eine physikalische Reaktion, auslöst.

Der VII. Hirnnerv, der Fazialis, ist für süß, sauer und salzig sensibel, der IX. Hirnnerv, der Glossopharyngeus, für bitter. Der X. Hirnnerv, der Vagus, nimmt Reize aus dem Schlundraum auf. Nervenfasern dieser drei Hirnnerven enden im Nucleus solitarius (2. Umschalt-Neuron). Von hier aus besteht eine Verbindung zum Thalamus, zum lateralen Hypothalamus und zum Mandelkern.

Über einen Reflexbogen wird Speichelfluss ausgelöst.
Die Registrierung eines Nahrungsmittels erfolgt über die Geschmacksknospen. Grob wird süß, sauer, salzig und bitter registriert.
In den Geschmacksknospen befindet sich die genetische Information.

Die Bedeutung der Impulskurven

Setzen sich die Gene mit einem Sinnesreiz auseinander (hier mit einem Nahrungsmittel), entsteht eine Sinnesqualität. Sinnesqualitäten sind genetisch abgelesene Außeninformationen, die ans Gehirn weitergeleitet werden und dort als Information gespeichert werden.

Es ist zu vermuten, dass die von mir gemessenen Impulskurven die Aktivität, die Gene auslösen, repräsentieren.

Gene bestehen aus verschiedenen Aminosäuren aneinandergereiht, diese ergeben unterschiedliche Muster: die Genkarte eines jeden Menschen. In den Genen verbergen sich Informationen über Krankheiten. Ein Ziel ist, diese durch Klonen zu beseitigen, die Gene selbst zu verändern. Das ist eine recht aufwendige und teure Angelegenheit.

Erstaunlicherweise ist es mir gelungen, die Schwingungen, (physikalische Informationen), die Gene bewirken, zu registrieren (Impulskurven), aber auch zu verändern.

Nervenleitungs-Geschwindigkeiten kann man senken (habituieren) oder anheben (sensibilisieren). Genetische Informationen müssen nicht ungefiltert ans Zielorgan gelangen. Beschwerden können auf Dauer umgangen werden, wenn man die Information (das Impulsmuster) geändert bekommt.

Nahrung nehmen wir täglich zu uns. Wenn man sich vorstellt, eine Nahrungsmittelunverträglichkeit wirkt in Form von „Stromstößen" mit einer Heftigkeit über Jahrzehnte auf ein Organsystem ein, das schwach und sensibel ist, dann kann man damit rechnen, dass dieses Organ irgendwann einmal seine Leistungsfähigkeit aufgibt. Außerdem können Hormone nicht unbegrenzt lange ein überstrapaziertes System auffangen. Das wird allen in der Insulin/Diabetes Frage deutlich.

Vielleicht trägt dies Buch dazu bei, ein Bewusstsein dafür zu schaffen, in Zukunft sorgfältiger mit Nahrungsmitteln – mit Ernährung – umzugehen!

Allen Lesern wünsche ich viel Erfolg beim Abnehmen – werden und bleiben Sie gesund!